천연 해독팩

한 그루의 나무가 모여 푸른 숲을 이루듯이
청림의 책들은 삶을 풍요롭게 합니다.

990원으로 피부 고민 해결

천연 해독팩

최윤하 지음

청림Life

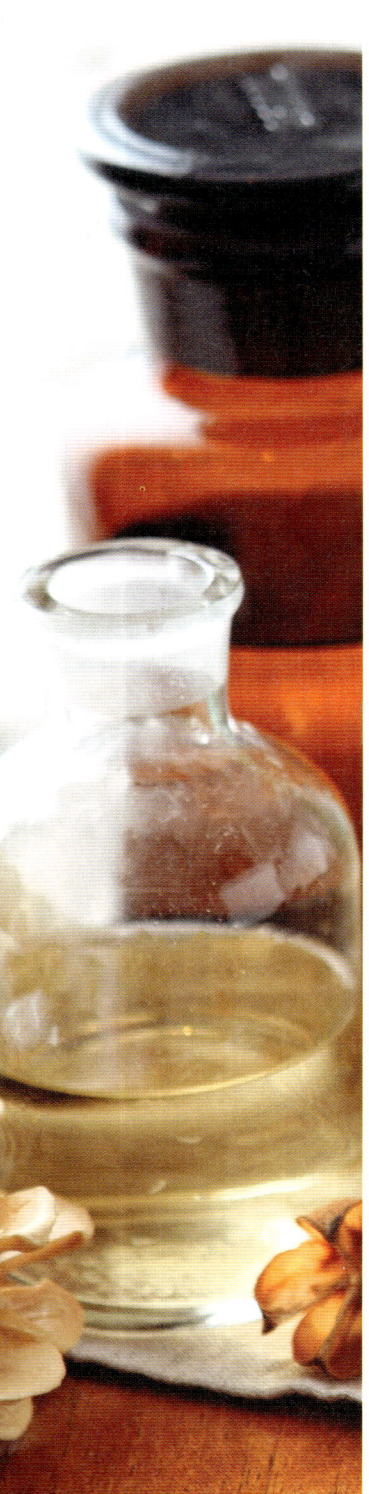

PROLOGUE

천연 해독팩으로 건강하고 아름다운 피부를

자신의 피부에 맞는 화장품을 찾기 어렵거나, 비싼 화장품을 사용해도 피부 상태가 나아지지 않아 고민이신가요? 예전에 제가 그랬습니다. 일이 바쁘고 생활이 흐트러지면서, 어릴 때부터 저를 괴롭혔던 아토피성 피부염 때문에 가려움이 멈추지 않았습니다. 흔히 아토피는 몸에 독이 쌓이면 나타나는 증세라고 하지요. 스트레스며 화장독이며 알게 모르게 제 피부에 독이 쌓였던 모양입니다.

이런저런 방법 끝에 도달한 것이 천연 재료를 활용한 피부 관리였습니다. 절박한 마음에 당장 국내외 자료를 찾아 공부하고 연구해서 저만의 천연팩 레시피을 만들 수 있었습니다. 팩을 사용하자 효과는 바로 나타났습니다. 약을 바르면 오히려 더 성을 내고 붉어지던 피부가 일주일 만에 가려움이 덜해지고 붉게 부어 있던 피부도 많이 가라앉았습니다. 그렇게 6개월 정도 꾸준히 관리하자 놀라울 정도로 피부 상태가 좋아졌고 가려움증도 거짓말처럼 사라졌습니다.

그때부터 천연팩뿐 아니라 천연 비누, 천연 화장품까지 단순히 피부의 표면을 좋아 보이게 하는 것이 아니라 피부 속을 해독하고 그 자체를 건강하게 만들어주는 내추럴 코스메틱의 매력에 빠지게 되었습니다. 이 좋은 효과를 혼자 누리는 것이 아쉬워 만든 것을 주변 사람들에게 나눠주게 되었고 그들 역시 탁월한 효과에 주변인들에게 추천하게 되었습니다. 이런 추천은 꼬리에 꼬리를 물어 피부 관리에 남다른 신경을 쓰는 연예인, 스포츠 선수들에게까지 알려져 큰 지지를 받았습니다. 그렇게 10여 년이 지난 지금 저는 어느새 천연 화장품 전문가가 되었습니다.

지난 10여 년 동안, 알려드린 천연 피부 관리법으로 피부가 더욱 좋아졌다는 인사부터 병원에서도 고치지 못했던 악성 피부 트러블을 고치게 되었다는 인사까지 참 많은 분들에게 감사의 인사를 받았습니다. 그리고 이런 방법을 꼭 책으로 만나보고 싶다는 말도 함께 들었습니다. 책을 낸다는 것이 조심스러웠지만 더 많은 사람들이 이 책을 보고 건강해지고 아름다워질 수 있도록 해달라는 주변의 말에 용기를 얻었습니다.

《천연 해독팩》은 보다 많은 분들이 본연의 아름다운 피부를 되찾게 되길 바라는 마음을 담아 정성스럽게 준비하였습니다. 여기서 소개하는 팩을 하나 만드는 데는 990원의 비용도 들지 않을 만큼 저렴합니다. 고물가 시대에 당근 하나, 밀가루 한 봉지에 얼마인데 그런 말을 하느냐고요? 팩 하나를 만드는 데는 당근 한 개, 밀가루 한 봉지가 다 사용되지 않습니다. 당근 반 개와 밀가루 1~2큰술이면 충분하죠. 나머지는 먹는 데 사용해도 좋고 다른 팩을 만드는 데 사용해도 좋습니다.

어떻게 보면 990원은 사람들이 보다 쉽게 천연팩으로 피부 관리를 시작할 수 있도록 용기를 주는 상징적인 단어입니다. 시작이 있어야 천연 재료를 통한 아름다운 피부도 탄생할 수 있으니까요.

사람의 피부는 10명이 있으면 10명 모두 다르다고 할 수 있습니다. 나를 본 적도 없는 사람이 만든, 너도 쓰고 나도 쓰는 화학 화장품 대신 내 손으로 만든 건강한 천연팩으로 피부를 가꿔보는 건 어떨까요?

많은 사람들이 본래의 아름다운 피부로 돌아가 행복하길 바라며……

최윤하(崔鋭夏)

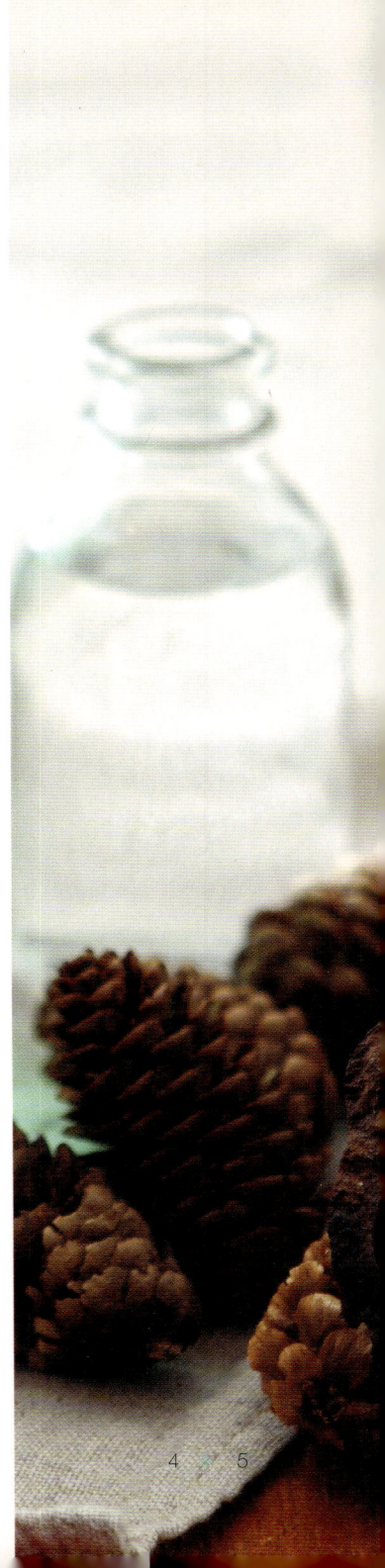

CONTENTS

천연팩 만들기 전 일러두기 · 8
천연팩 만들기 도구와 재료 · 10
천연팩 제대로 하기 · 16
내 피부 타입을 알자 · 18

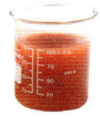

PART 01   1년 365일 아름답게 계절별 천연팩

봄
우유팩 · 22 | 바나나 우유팩 · 24 | 시금치 우유팩 · 26 | 포도 다시마팩 · 28
감잎차 밀가루팩 · 30 | 녹차 달걀노른자팩 · 32 | 우유 꿀팩 · 34
꿀 와인팩 · 36 | 딸기 요구르트팩 · 38

여름
감자 아로마팩 · 40 | 오이 다시마팩 · 42 | 키위 꿀팩 · 44 | 꿀 알로에젤팩 · 46
수박팩 · 48 | 당근 오트밀팩 · 50 | 파인애플 녹두팩 · 52
녹두 약쑥 알로에젤팩 · 54 | 다시마젤 감초팩 · 56 | 오이 쌀겨팩 · 58

가을
율피 흑설탕 아로마팩 · 60 | 사과 요구르트팩 · 62 | 셀러리 당근팩 · 64
토마토 사과 발효식초팩 · 66 | 양배추 녹두팩 · 68 | 녹두 요구르트팩 · 70
꿀 사과팩 · 72

겨울
율피 흑설탕 꿀팩 · 74 | 마늘 꿀팩 · 76 | 구기자 해초팩 · 78 | 오트밀 꿀 와인팩 · 80
당귀 녹두 감초팩 · 82 | 삼백초 율무팩 · 84 | 사과 곡물팩 · 86
율피 달걀 꿀팩 · 88 | 감잎 다시마 바나나팩 · 90

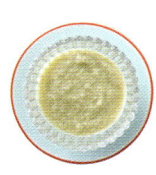

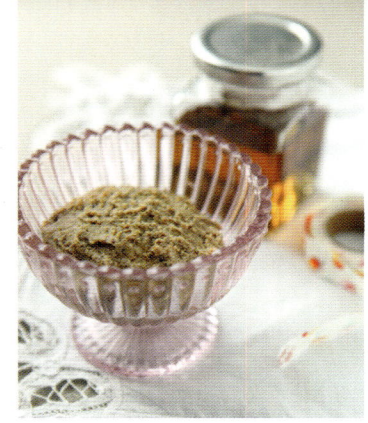

PART 02 피부 깊숙이 건강하고 투명하게
천연 해독팩

백강잠팩 • 94 | 진주 요구르트팩 • 96
화산석 클레이 알로에젤팩 • 98 | 맥주 효모팩 • 100
누룩 오트밀팩 • 102 | 막걸리 과일팩 • 104

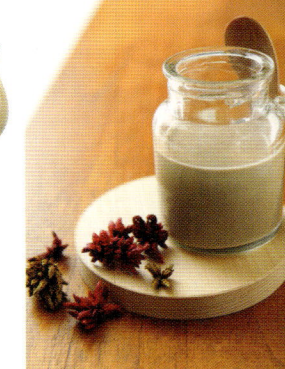

PART 03 시간이 주는 마법
모든 피부 타입에 가능한 천연 효소팩

연근 효소팩 • 108 | 솔잎 효소팩 • 110 | 애기똥풀 효소팩 • 112
개똥쑥 효소팩 • 114 | 포도 효소팩 • 116 | 산야초 효소팩 • 118

+ 더하기 간단하지만 강력하다
피부 개선 기능팩

발뒤꿈치팩 | 손발팩 | 헤어팩 | 두피팩 | 모공 수축팩 | 여드름팩
해독팩 | 코팩 | 각질 제거팩 | 화이트닝팩 | 잡티 제거팩 | 피지 제거팩

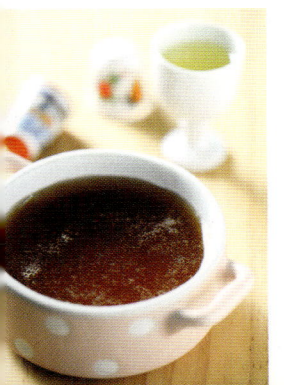

BASIC 01 천연팩 만들기 전 일러두기

신선한 재료를 선택하는 것이 가장 중요하다

오래된 과일이나 야채를 버리기 아까워 팩 재료로 사용하는 경우가 있는데 이는 아주 잘못된 행동이다. 얼굴은 다른 부위보다 민감하기 때문에 자극이 없고 신선한 재료를 사용하는 것이 가장 중요하다. 유기농으로 재배된 제철 상품을 이용하는 것이 바람직하다.

껍질을 벗겨 사용하는 재료라도 깨끗이 씻는다

아무리 좋은 재료라도 깨끗이 씻어서 사용하지 않으면 피부 트러블이 생길 수 있다. 껍질을 벗기는 과정에서 불순물이 과육에 묻어날 수 있기 때문에 껍질을 벗기고 쓸 재료라도 깨끗이 씻어 사용해야 한다.

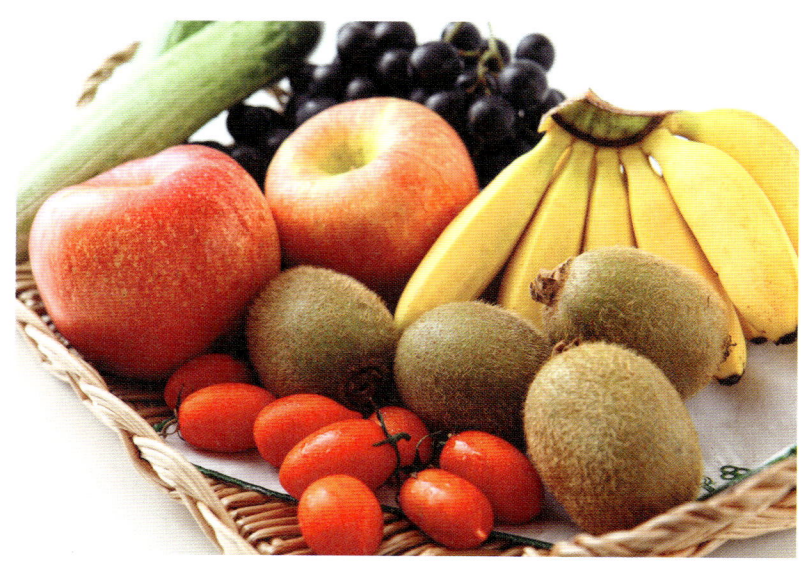

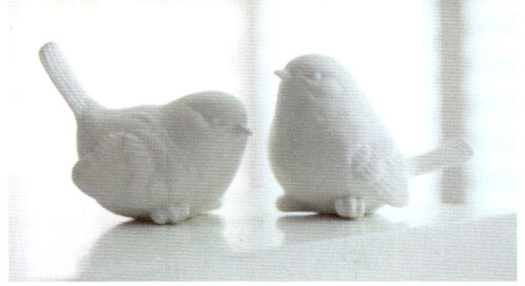

과일 껍질은 식초, 청주로 깨끗이 씻는다
과일을 팩 재료로 사용할 경우 재료에 농약 성분이 남지 않도록 깨끗이 씻은 후 사용해야 한다. 포도, 딸기 등 무르기 쉬운 과일은 식초물에 잠깐 담가두고, 레몬이나 오렌지는 청주를 묻힌 면보로 껍질을 깨끗이 닦아 손질한다.

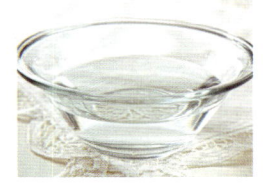

과일팩이나 채소팩은 1회분씩 만든다
과일이나 채소를 재료로 만든 팩은 시간이 지날수록 비타민C가 파괴되고 성분이 변질되므로 한 번에 1회분만 만들어 사용한다. 또한 팩은 만든 지 30분 이내에 사용해야 천연 성분을 피부에 효과적으로 흡수시킬 수 있다.

꿀은 중탕해서 사용해야 안전하다
천연팩에 두루 활용되는 꿀은 독성을 제거하기 위해 중탕하여 사용하는 것이 좋다. 꿀은 15℃가 넘으면 발효되기 쉬우므로 밀폐하여 냉장보관한다. 팩에 사용할 꿀을 3~4회분 함께 중탕해두면 편리하다.

TIP
꿀 중탕하는 방법
끓는 물에 꿀을 담은 그릇을 넣고 약한 불에 약 30분가량 중탕시킨다.

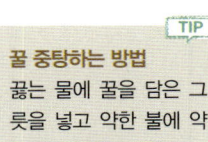
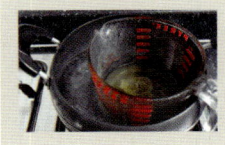

팩 재료는 최대한 곱게 갈아서 사용한다
천연 성분이 피부에 효과적으로 흡수되도록 하려면 재료의 입자를 최대한 곱게 만들어 사용하는 것이 좋다. 특히 곡물 가루는 직접 갈아 사용하기 어렵다면 시판되는 것을 구입하도록 한다. 이때 곡물 가루 입자 크기에 따라서 가격 차가 큰데 조금 비싸더라도 피부 자극이 없는 미세한 분말 형태로 구입해야 팩 효과를 높일 수 있다.

세라믹이나 플라스틱 강판에 갈아야 비타민 파괴가 적다
야채나 과일을 좀 더 신선하게 활용하고 싶다면 비타민의 파괴가 적은 세라믹이나 플라스틱 강판을 사용하여 가는 것이 좋다. 또한 팩을 만든 후 오래 두면 쉽게 산화될 수 있으므로 만든 즉시 팩을 하도록 한다.

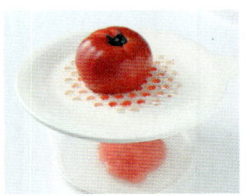

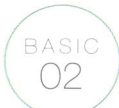

천연팩 만들기 도구와 재료

BASIC 02

기본적으로 천연팩은 특별한 준비 없이 주방에 있는 도구와 재료로 만들 수 있다. 여기서는 이 책에서 자주 사용하는 것과 있으면 편리한 것들을 소개한다.

● 도구

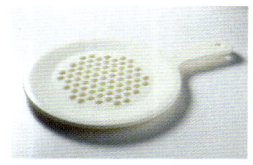

강판
금속 물질은 과일과 채소의 비타민을 파괴해버리므로, 세라믹이나 플라스틱으로 만들어진 것을 추천한다.

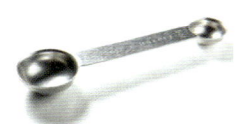

계량스푼(큰술 작은술)
만드는 법에서 1큰술은 15cc, 1작은술은 5cc다. 계량스푼이 없는 경우 식사 숟가락에 소복하게 올린 정도가 1큰술, 차 숟가락에 소복하게 올린 정도가 1작은술로 생각하면 적당하다.

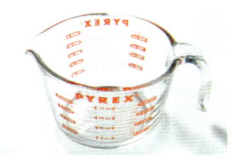

계량 컵
1컵은 200ml이다. 액체를 넣을 때에는 정확하게 계량하는 것이 좋다. 계량컵이 없는 경우 시중의 종이컵을 기준으로 가득 찬 정도를 생각하면 적당하다.

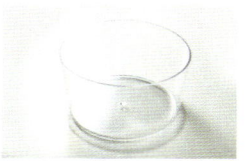

작은 그릇
팩 재료를 섞는 데 사용할 작은 그릇이 있으면 편리하다.

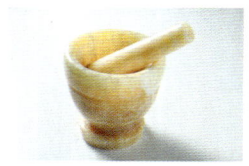

유봉과 유발
오트밀과 같이 곡물 알갱이를 가루로 내거나 재료를 깨끗이 부술 때 사용한다. 마늘을 빻을 때 사용하는 작은 절구를 사용해도 좋다.

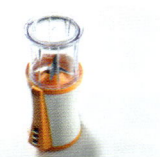

믹서
포도나 알로에 등 강판에 갈기 어려운 것을 가는 데 편리하다. 믹서를 사용할 때는 재료에 물을 소량 첨가하면 쉽게 갈 수 있다.

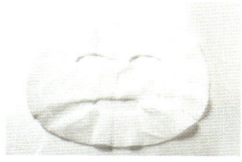

마스크 시트
천연팩은 재료의 특성상 피부에 자극을 줄 수 있다. 피부 자극을 최소화하기 위해서 팩 전용 거즈 혹은 시중에 판매하고 있는 마스크 시트를 사용하는 것이 좋다.

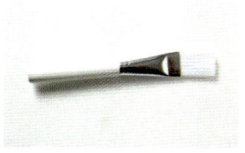

팩 전용 붓
팩을 얼굴에 얇게 펴 바르기 위해서는 팩 전용 붓을 사용하는 것이 효과적이다. 화장용 붓보다는 화장품 숍에서 판매하는 팩 전용 붓을 사용하는 것이 좋다.

● **재료**

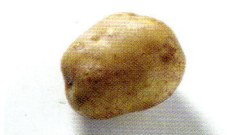

감자
비타민C와 칼슘 등 양질의 성분이 풍부해 수분 공급과 피부 진정에 좋다. 건성 피부는 보습 효과를 높일 수 있고, 지성 피부는 트러블을 진정시켜준다.

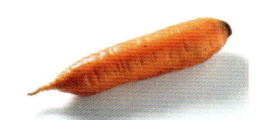

당근
비타민B가 풍부하게 포함되어 각질이나 피지를 제거하는 효과가 있다. 트러블이 생기기 쉬운 피부 관리에 적당하다.

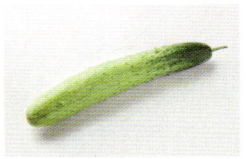

오이
풍부한 수분과 비타민C 성분이 있어 미백 및 보습 효과가 있다. 자외선 등으로 자극받은 피부를 진정시키는 효과도 있다.

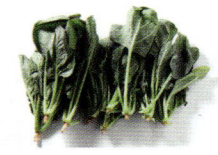

시금치
비타민과 미네랄이 풍부하고 수분도 많아 각질 제거, 보습, 미백, 피부 탄력과 피부 트러블 예방에도 좋다. 민감한 피부에도 사용하기 좋은 재료이다.

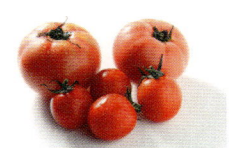

토마토
각질이나 피지 제거 효과가 뛰어나 특히 지성 피부 개선에 좋다. 민감한 피부는 껍질을 벗겨 사용해야 한다.

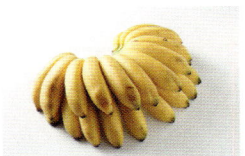

바나나
각종 영양 성분이 가득하고 보습 효과가 뛰어나. 건성 피부나 잔주름이 많은 피부에 효과적이다. 부기를 억제하는 기능도 있다.

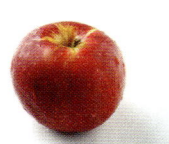

사과
유기산과 당분이 풍부하게 포함되어 각질 제거와 보습 효과를 기대할 수 있다.

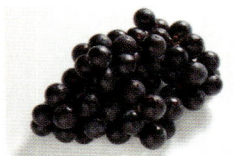

포도
유기산이 풍부해 피부 톤을 밝게 하고 피부 결을 정돈하는 효과가 있다. 또한 포도당은 피부를 촉촉하게 보호해준다.

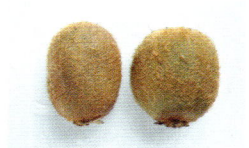

키위

비타민C 함유량이 높아 미백에 효과적이다. 당분과 미네랄도 풍부해 피부에 탄력을 주며 보습에도 좋다.

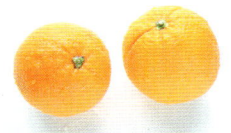

오렌지

다양한 비타민이 풍부하게 들어 있고 유기산이 있어 피부 톤을 밝게 하고 모세혈관을 강하게 만들어준다. 쉽게 붉어지는 피부를 건강하게 만드는 데 특히 좋다.

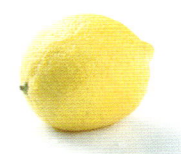

레몬

비타민C가 풍부하여 미백과 모공을 수축하는 효과가 뛰어나다. 다만 산성이 강하여 피부에 직접 닿으면 자극이 강할 수 있으므로 다른 재료와 섞어 사용한다.

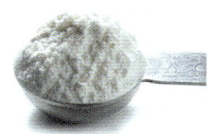

밀가루

구하기 쉬울 뿐 아니라 미백 효과가 뛰어나 천연 팩을 만드는 데 자주 사용된다. 팩이 얼굴에 붙기 쉽도록 점도 조절하는 데 유용하다.

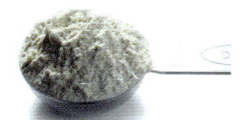

오트밀 가루

미네랄과 비타민B가 포함되어 세정 효과가 뛰어나다. 피부에 자극이 적고, 민감성 피부에도 사용하기 좋은 재료다.

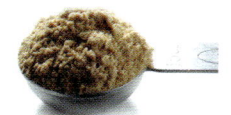

쌀겨 가루

감마-오리자놀 성분이 들어 있어 세정 효과와 보습 효과가 뛰어나다. 직접 피부에 바르면 자극이 될 수 있으므로 마스크 시트를 사용한다.

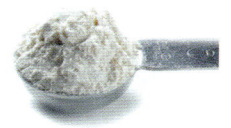

율무 가루

미네랄과 비타민B, 아미노산, 식물성 기름, 유기산 등이 포함되어 세정 효과가 뛰어나다. 여드름이 생기기 쉬운 피부나 지성 피부의 개선에 효과적이다.

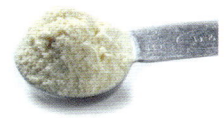

콩가루

사포닌이 피부색을 밝게 하고 레시틴은 보습 효과에 좋다.

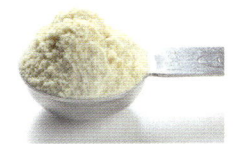

팥가루

사포닌이 풍부해 미백과 피부 탄력에 좋다. 또한 피지를 조절하는 효과가 있어 지성 피부에 매우 적합하다.

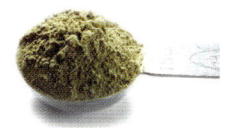

다시마 가루

미네랄이 풍부하게 들어 있으며, 자극받은 피부를 진정시키는 효과가 있다. 시판용 다시마 가루를 구입하거나, 건조 다시마를 믹서를 이용해 갈아서 가루로 만들어 사용한다.

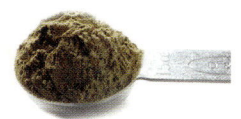

녹차 가루

폴리페놀과 각종 비타민이 많이 포함되어 있어 미백 작용이 우수하다. 피부 노화를 완화시키고 촉촉하게 만드는 효과가 있다.

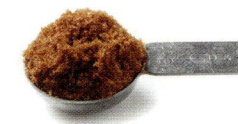

흑설탕

풍부한 미네랄과 비타민이 피부의 수분 증발을 막아 보습 효과가 뛰어나다. 또 설탕의 작은 알갱이는 각질 제거에 효과적이다.

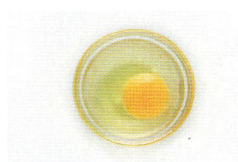

계란

노른자에는 레시틴이라는 성분이 풍부하여 피부에 영양을 주고 보습 효과가 있다. 흰자는 세정력이 뛰어나서 거품을 만들어 바르면 피지를 제거하는 효과가 있다.

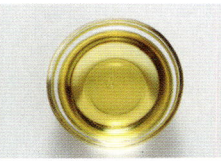

꿀

가벼운 소독 작용과 진정 효과가 있다. 피부 속 노폐물의 배출을 촉진시키고 영양분을 피부의 안쪽까지 침투시켜 피부에 윤기를 준다.

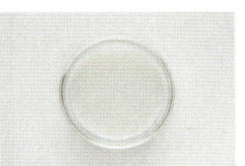

우유

수분과 지방이 고르게 포함되어 있으며 비타민, 단백질 등 영양분도 풍부하다. 보습과 영양 공급, 피지 제거 등 다양한 효과가 있다.

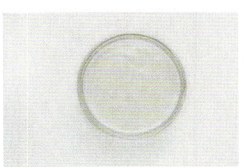

플레인 요구르트

유산균과 질 좋은 지방이 들어 있어서 각질 제거, 보습, 영양 공급 등 효과가 있다.

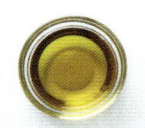 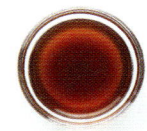 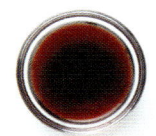 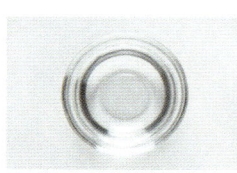

올리브오일
피부에 좋은 비타민E, 지방산 등이 다량으로 함유되어 피부의 재생력을 높여준다. 또한 피부의 수분과 지분의 균형을 조절하는 작용도 한다.

효소
약초나 과일의 발효액인 효소는 항산화 성분을 함유하고 있어 피부의 노화 방지와 탄력에 도움을 주며, 모든 피부 타입에 사용이 가능하다.

와인
포도가 숙성되면서 만들어지는 탄닌이 모공 속에 쌓인 피지나 노폐물, 각질 등을 제거해준다. 혈액 순환을 좋게 하고 피부색을 밝게 하며 모공 수축 작용도 한다.

글리세린
보습 효과가 뛰어나 화장품에 자주 쓰이는 재료이다. 약국 등에서 구입할 수 있다.

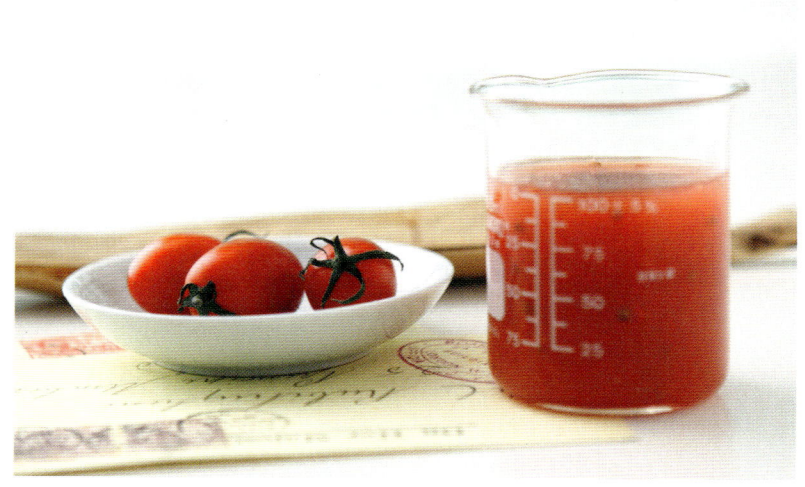

천연팩 재료, 믿고 살 수 있는 곳

먹을 수 없는 재료는 얼굴에도 바르지 말아야 한다. 싱싱한 재료, 국내 원산지, 입자의 크기 등 좋은 품질의 재료가 천연팩의 효과를 높인다. 하지만 인터넷 쇼핑몰을 비롯한 수많은 판매점 중에서 좋은 재료 판매처를 찾는 것은 쉬운 일이 아니다. 천연팩을 처음 접한 사람이라면 뷰티 커뮤니티 등에 가입하여 많은 회원이 추천하는 곳, 혹은 커뮤니티에서 공동구매가 진행되는 곳을 이용하는 것도 한 방법이다.

경동시장 인터넷 상인회
www.internetkyungdong.or.kr
국내 대표적인 한약재 시장인 경동시장의 상인이 주축이 되어 만든 인터넷몰. 국산 한약재와 곡물 가루를 믿고 구입할 수 있고 원산지 구분 정보, 좋은 제품을 고르는 방법, 생산지 정보 등을 공개하고 있어 믿고 구매할 수 있다.

에코넷
www.eco-net.kr
천연팩, 천연 화장품, 천연 비누, 천연 염색 등 천연 생활에 필요한 모든 재료를 판매하는 곳. 자체 연구소를 갖고 천연 재료를 연구하며 100% 믿을 수 있는 재료를 판매하는 곳으로 유명하다. 천연 화장품 전문가들이 가장 먼저 추천하는 재료 사이트다.

자연마을
www.jayeonmaeul.co.kr
10년이 넘게 천연팩에 필요한 각종 가루 재료를 판매하는 곳. 쉽게 사라지는 재료 판매처 가운데 오랜 시간 소비자들에게 신임을 얻고 사랑받는 곳이다. 곡물 등 가루 재료 외에도 천연팩에 필요한 다양한 미용 도구를 판매한다.

스킨메이트
www.skin-mate.co.kr
다양한 아로마 에센셜오일을 믿고 구매할 수 있는 곳. 아로마테라피스트 자격증을 취득한 전문가들이 운영하는 천연 화장품 쇼핑몰로 국내에서 가장 많은 종류인 200여 종의 아로마 오일을 판매한다.

순수미인닷컴
www.sunsumiin.com
천연팩 재료 외에도 천연 화장품 관련 다양한 상품을 판매하는 곳. 다양한 재료를 판매하는 만큼 한 곳에서 간편하게 재료를 구입할 수 있다. 또한 천연팩에 관한 다양한 정보를 정리해 소개하고 있어 유익하다.

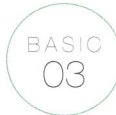

천연팩 제대로 하기

BASIC 03

팩은 천천히 시간과 여유를 갖고 하는 것이 좋다. 팩을 얼굴에 바르고 온몸을 편안하게 늘어뜨려 충분한 휴식을 취한다면 팩 효과는 더욱 커진다.

깨끗하게 세안한다

손을 먼저 깨끗이 씻고 얼굴을 닦는다. 화장을 했다면 클렌징 폼 등으로 화장품 찌꺼기가 남지 않도록 깨끗이 닦아낸다.

> **TIP**
>
> **팩 효과를 높이는 스팀 타월 마사지**
> 천연팩의 성분이 최대한 흡수되도록 세안을 마친 뒤 스팀 타월로 5분 정도 마사지한다.
>
> **스팀 타월 사용 방법**
> 1 수건을 물에 담가 짠 후, 전자레인지에서 30초~1분간 가열한다(수건 크기에 따라 시간이 다를 수 있다. 너무 뜨거우면 화상 위험이 있으니 온도를 조절한다).
> 2 1을 세로로 길게 접어 중심을 이마에 올려놓고 양쪽을 꺾어 뺨에서 턱까지 역삼각형꼴로 덮는다.
> 3 수건 위로 얼굴을 손가락으로 눌러 마사지한다.

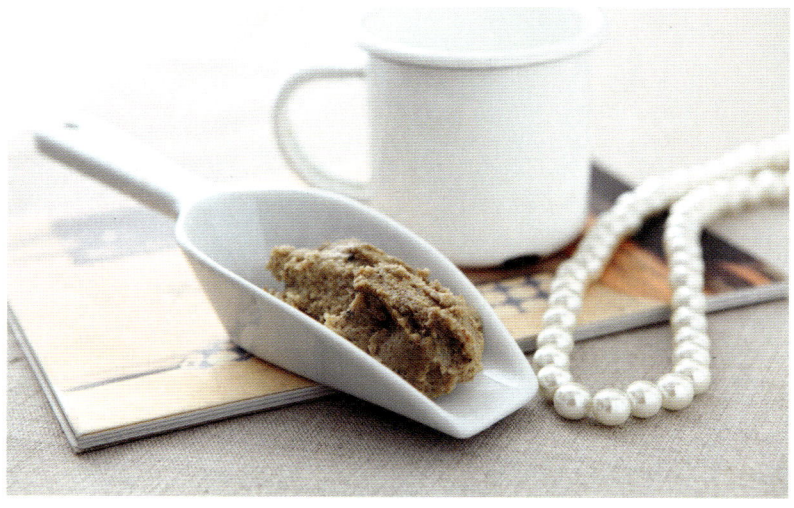

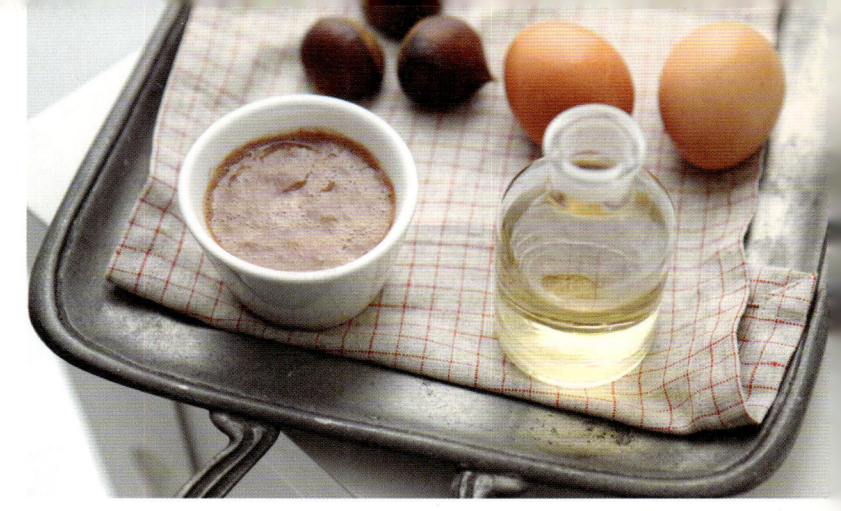

피부 결을 정돈한다
세안한 후, 화장솜에 화장수를 듬뿍 묻혀 가볍게 두드리듯 얼굴 전체의 피부 결을 정돈한다. 민감한 눈 주위와 입술에는 아이크림과 립크림을 발라두면 팩의 자극이 완화된다.

피부 온도가 낮은 부분부터 팩을 바른다
천연팩은 차고 건조되기까지 시간이 걸리기 때문에 눈과 입술 주위를 피해, 피부 온도가 낮은 뺨 → 턱 → 코 → 이마 순으로 바른다.

약 15분간 그대로 유지한다
팩을 바른 후 15분 정도 그대로 둔다. 민감한 피부라면 자극을 받기 쉽기 때문에 10분 이내에 씻어낸다. 그 외의 피부라도 너무 오래 두면 원재료 성분의 산화가 시작되므로 20분 이상 두지 않는다.

팩을 깨끗이 씻어낸다
미지근한 물로 팩을 씻어낸다. 흐르는 물을 사용하여 성분을 남기지 않고 깨끗하게 씻고 마지막으로 헹굴 땐 찬물로 씻어 모공을 수축시킨다.

피부를 쉬게 한다
팩을 한 후, 아무것도 바르지 않고 20~30분 정도 피부를 쉬게 한다. 그런 다음 평소보다 많은 화장수를 피부 결에 따라 부드럽게 얼굴에 바른다.

내 피부 타입을 알자

BASIC 04

질문에 YES 혹은 NO로 답해보자. 궁금했던 나의 피부 타입을 알 수 있다.
평소 피부 관리와 팩을 만들 때 참고하면 좋다.

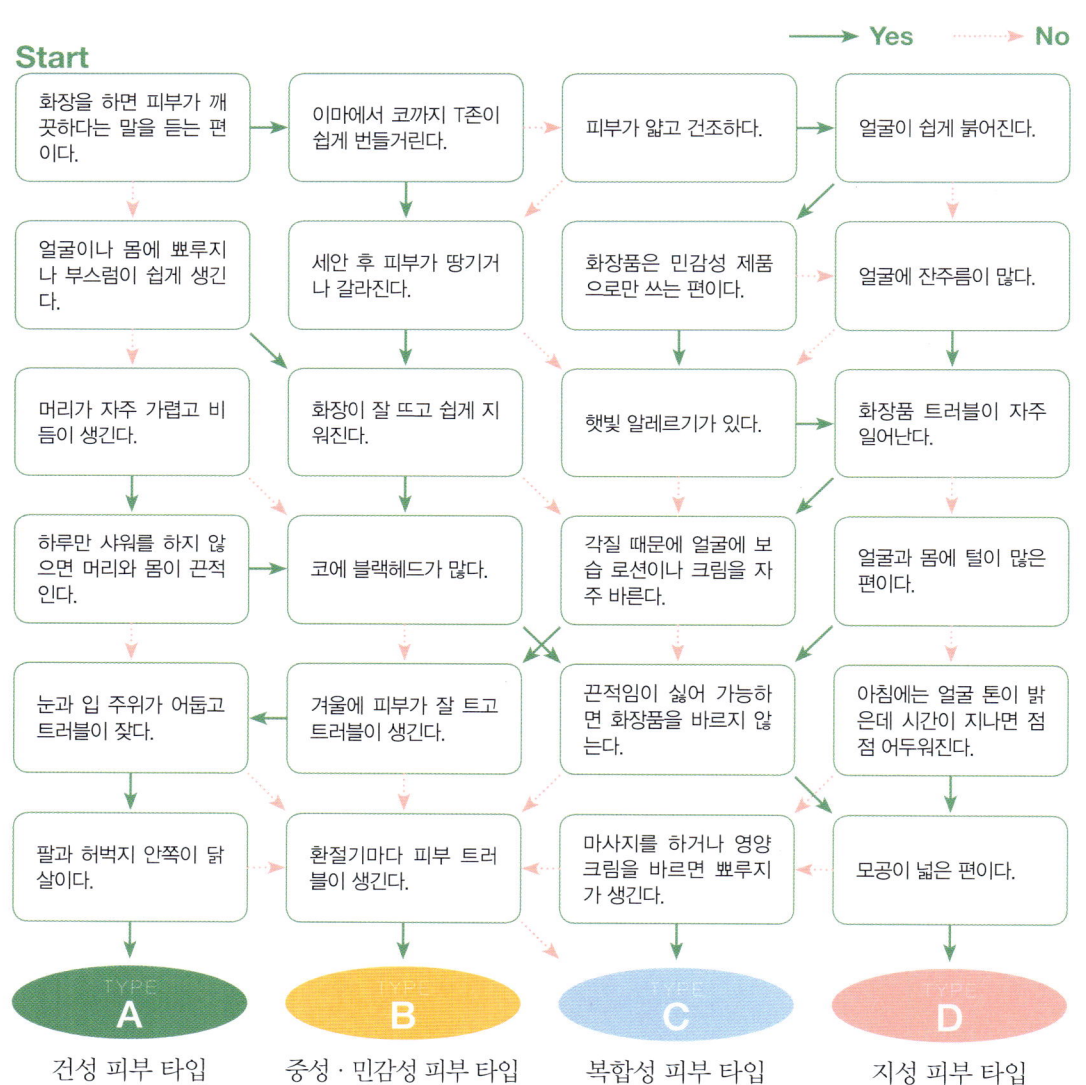

건성 피부 타입

수분이 부족하여 피부의 윤기가 없어지고 피부가 거칠어지기 쉬운 타입. 각질이 벗겨져 약간의 자극으로도 피부가 붉게 부어오르는 경우가 있다. 평소 자주 보습 로션 등을 발라 피부에 윤기를 주는 것이 좋다. 주 1회 정도 보습 효과가 좋은 팩을 해본다.

추천 팩 재료
감자, 오이, 알로에, 바나나, 사과, 수박, 키위, 포도, 플레인 요구르트, 우유, 계란노른자, 참기름, 율무 가루, 다시마 가루, 쌀겨 가루 등

 중성·민감성 피부 타입

기본적으로 건강한 피부다. 피부의 수분과 유분의 밸런스가 좋다. 단, 환절기나 컨디션이 좋지 않을 때에는 민감해지기 때문에 주의한다. 평소에 세안과 보습을 유의하는 것이 좋다. 주 1회 정도 피부의 신진대사를 촉진하는 팩을 하는 것이 좋다. 피부의 상태가 좋을 때는 야채와 과일을 사용한 팩을 사용하고, 피부가 민감할 때는 피부 결을 정돈해주는 재료를 추천한다.

추천 팩 재료
감자, 샐러리, 바나나, 사과, 수박, 플레인 요구르트, 올리브오일, 다시마 가루, 오트밀 가루 등

 복합성 피부 타입

피지 분비가 활발한 T존에는 여드름이나 뾰루지가 생기기 쉽고, U존은 수분이 부족하여 건조해져서 각질이 일어나기 쉽다. 평소에 매일 꼼꼼히 세안해 노폐물을 제거하고 보습을 할 때는 T존은 적게, U존은 많이 하는 등 T존과 U존을 따로 관리하는 것이 좋다. T존에는 지성 피부를 위한 팩을 사용하고, U존에는 건성 피부를 위한 팩을 사용한다.

추천 팩 재료
감자, 사과, 수박, 포도, 플레인 요구르트, 우유, 감잎차, 율무 가루, 오트밀 가루, 다시마 가루 등

 지성 피부 타입

피지 분비가 왕성하여 여드름이나 뾰루지가 생기기 쉬운 피부다. 얼굴 전체가 자주 번들거리고 모공이 눈에 띄며 피부 결이 거칠어 보이는 경우가 많다. 평소에 세안을 꼼꼼히 하고 피부를 청결하게 유지하는 것이 중요하다. 정기적으로 피지나 모공의 노폐물을 제거하는 팩이나 스크럽 등을 하는 것을 추천한다.

추천 팩 재료
시금치, 당근, 토마토, 레몬, 파슬리, 양배추, 딸기, 사과, 수박, 오렌지, 포도, 플레인 요구르트, 우유, 과일 식초, 율무 가루, 오트밀 가루, 다시마 가루, 팥가루 등

※ 피부 타입에 대한 설명 및 추천 재료는 어디까지나 평균치를 기준으로 한다. 같은 타입의 피부라고 하더라도 경우에 따라서 알레르기 반응이 있을 수 있으니 반드시 사전에 패치 테스트를 해 자신의 피부에 맞는지 확인하자. 또한 먹어서 알레르기가 있는 재료는 팩으로 절대 사용하지 않는다.

> **TIP**
> **패치 테스트(Patch Test)**
> 얼굴 피부와 가장 흡사한 피부인 귀 뒤나 팔꿈치 안쪽에 사용할 팩을 소량 바르고 약 1시간이 지난 후 살펴본다. 빨갛게 달아올랐거나 알레르기 반응이 보인다면 사용하지 않도록 한다.

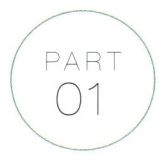

PART 01

1년 365일 아름답게
계절별 천연팩

계절에 맞춰 변화되는 우리의 피부 상태에 가장 적합한 팩을 소개한다.

  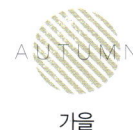 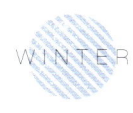

봄

겨울 동안 쌓인 묵은 각질을 제거해주고, 건조해진 피부에 활력을 주기 위한 팩을 하는 것이 좋다. 또한 황사나 꽃가루 등으로 인한 트러블 관리에도 주의한다.

여름

강한 자외선으로 피부가 가장 손상되는 시기. 피부를 진정시키고 멜라닌 색소가 침착되는 것을 막는 팩이 좋다. 또한 땀을 많이 흘리는 계절이므로 여드름 관리에도 주의한다.

가을

일교차가 심하고 바람이 많이 부는 가을에는 각질과 보습을 관리할 수 있는 팩을 하는 것이 좋다. 또한 피부가 쉽게 건조해져 잔주름 관리에도 특별히 신경 써야 한다.

겨울

차가운 바람과 건조한 날씨로 인해 피부가 매우 예민해지는 시기. 예민해진 피부를 진정시키고 영양과 보습을 주는 팩을 하는 것이 좋다.

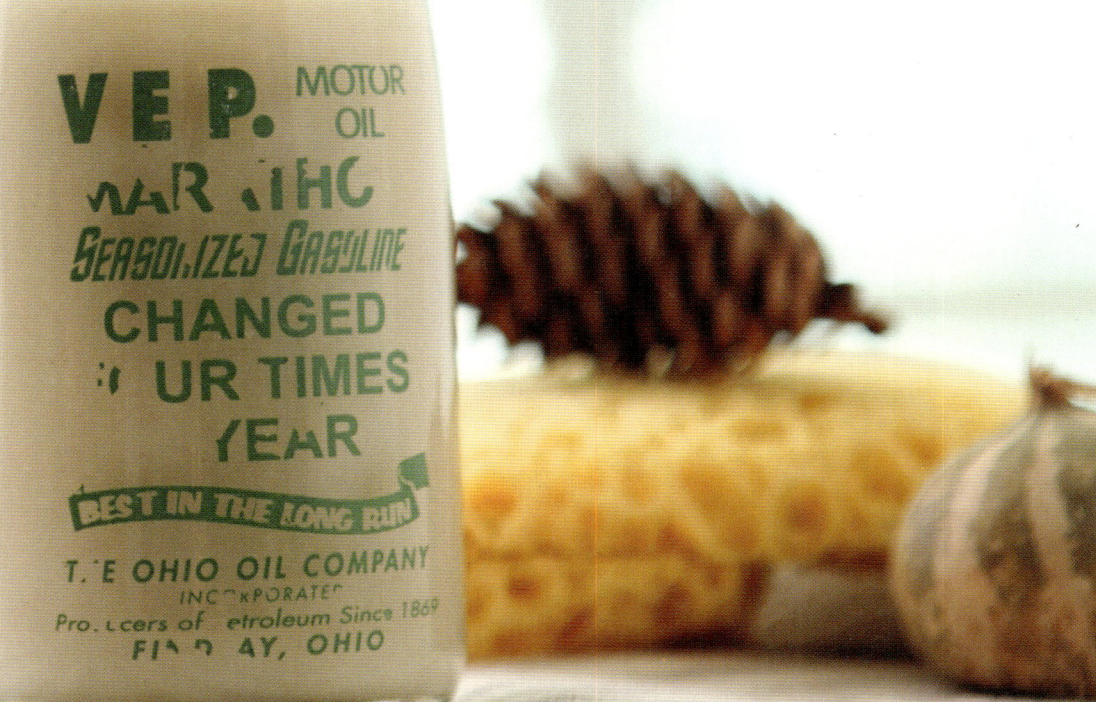

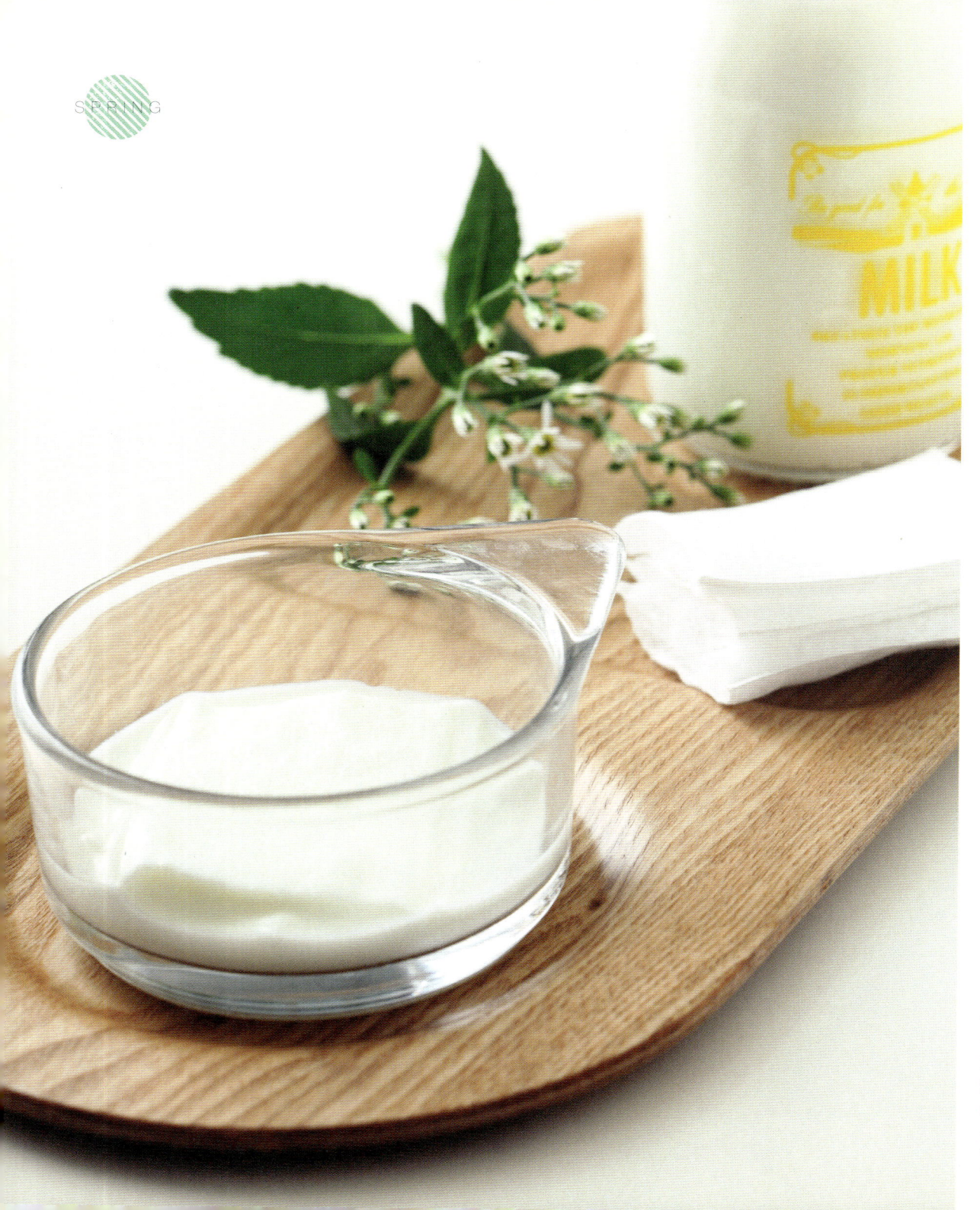

건성 피부	▬▬▬▬ ▬
민감한 피부	▬▬▬ ▬▬
복합성 피부	▬▬ ▬▬▬
지성 피부	▬▬▬▬ ▬

우유의 지방 성분은 건조한 피부를 촉촉하게 하는 보습 효과 외에도 영양 공급, 탄력 강화 및 피지 제거 효과도 뛰어나다. 또한 차게 냉장 보관하여 사용하므로 피부를 진정시키는 데 매우 효과적이다.

보습과 영양 공급에 특히 좋은
우유팩

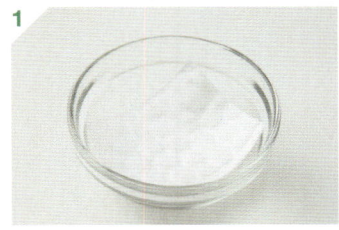
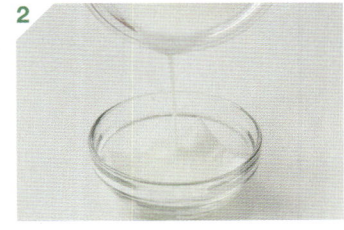
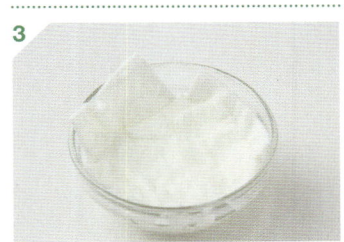

● 재료
화장솜, 우유 50ml

● 만드는 법
1 작은 용기에 화장솜 하나를 깐다.
2 우유를 부어 화장솜을 푹 적셔준다.
3 여러 장의 화장솜을 더 넣고 우유에 푹 잠기게 한다.

● 사용 방법
만들어놓은 팩은 냉장 보관하여 차게 사용한다. 매일 사용해도 좋은 팩으로 특히 보습이 필요한 부위에 올려둔다. 10분 정도 지난 뒤 미지근한 물로 씻어낸다.

저자극 보습 보존제 헥산디올
헥산디올은 우수한 항균력에 비해 자극이 거의 없어 화장품이나 천연추출물의 보존제로 널리 쓰이고 있다. 짧게는 한 달에서 길게는 석 달까지 재료의 변질을 막아준다. 우유팩은 쉽게 상하기 때문에 저자극 보습 보존제인 헥산디올을 첨가하면 다량으로 만들어 오래 보관할 수 있다. 만들어진 팩 총량의 1~2% 정도 헥산디올을 첨가하면 되는데 우유팩에는 50ml당 헥산디올 1~2방울이면 적당하다.

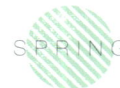
SPRING

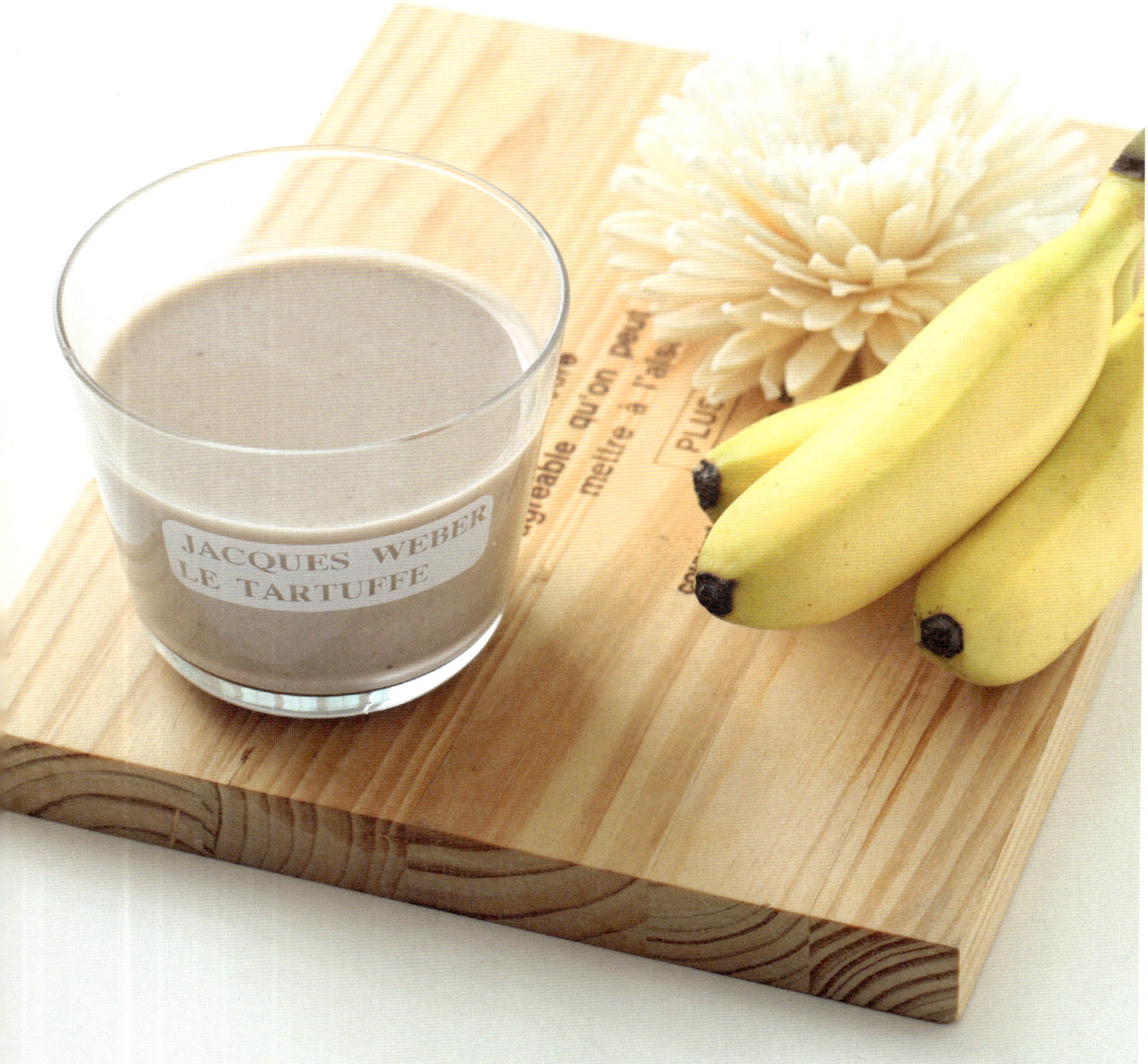

| 건성 피부 |
| 민감한 피부 |
| 복합성 피부 |
| 지성 피부 |

바나나에는 피부에 윤기를 주는 비타민A와 당분 등 영양이 듬뿍 들어 있다. 건조한 피부를 촉촉하게 하여 잔주름 예방, 노화 방지에 특히 효과적이다.

노화 방지에 특히 좋은
바나나 우유팩

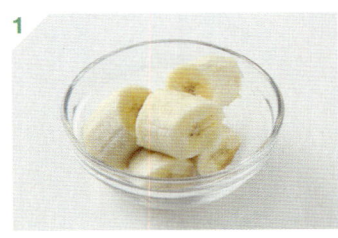
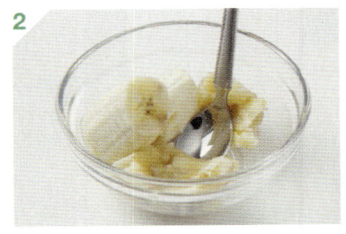
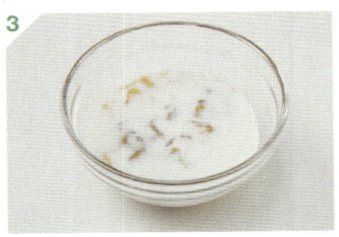
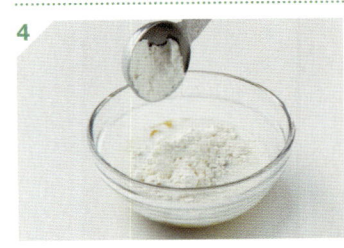

🟢 재료
바나나 ½개, 우유 2큰술, 밀가루 2큰술

🟢 만드는 법
1 바나나는 껍질을 벗겨 적당한 크기로 잘라 그릇에 담는다.
2 숟가락 등으로 덩어리가 없어지도록 으깬다.
3 으깬 바나나에 우유를 넣고 잘 섞는다.
4 밀가루를 조금씩 더해 농도를 조절한다.

🟢 사용 방법
눈가와 입가를 제외하고 얼굴 전체에 골고루 펴 바른다.
15분 정도 지난 뒤 미지근한 물로 세안한다.

SPRING

1년 365일 아름답게 이름답게 계절을 건이연매

각종 비타민과 미네랄이 풍부한 시금치는 자극이 적어 민감한 피부에도 사용하기 쉬운 재료다. 기미, 주근깨와 같은 잡티를 없애고 피부의 윤기를 회복하는 데 효과적이다.

| 건성 피부 |
| 민감한 피부 |
| 복합성 피부 |
| 지성 피부 |

미백과 피부 트러블에 특히 좋은
시금치 우유팩

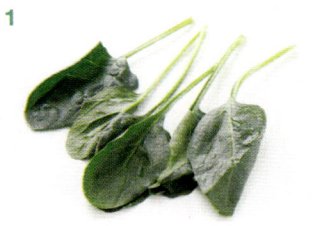

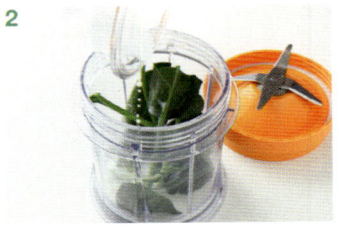

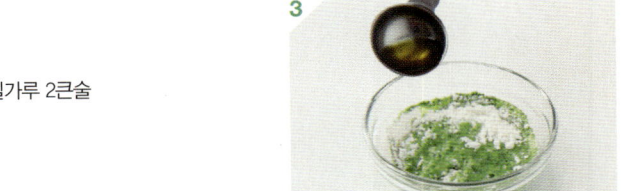

🟢 **재료**
시금치 잎 5~6장, 우유 2큰술, 올리브오일 ½작은술, 밀가루 2큰술

🟢 **만드는 법**
1 시금치를 흐르는 물에 잘 씻어 잎을 딴다.
2 믹서에 1과 우유를 넣고 갈아 부드럽게 만든다.
3 2에 밀가루와 올리브오일을 넣고 잘 섞는다.

🟢 **사용 방법**
눈가와 입가를 제외하고 얼굴 전체에 골고루 펴 바른다.
15분 정도 지난 뒤 미지근한 물로 세안한다.

TIP
시금치 삶은 물도 버리지 말고 팩으로 쓰자
요리를 할 때 나오는 시금치를 데친 물에는 시금치의 성분이 녹아 있다. 이 물을 버리지 말고 팩으로 활용하면 미백 효과를 기대할 수 있다. 시금치 삶은 물 2큰술에 밀가루를 조금씩 더해 농도를 조절하여 사용한다.

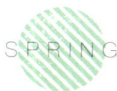

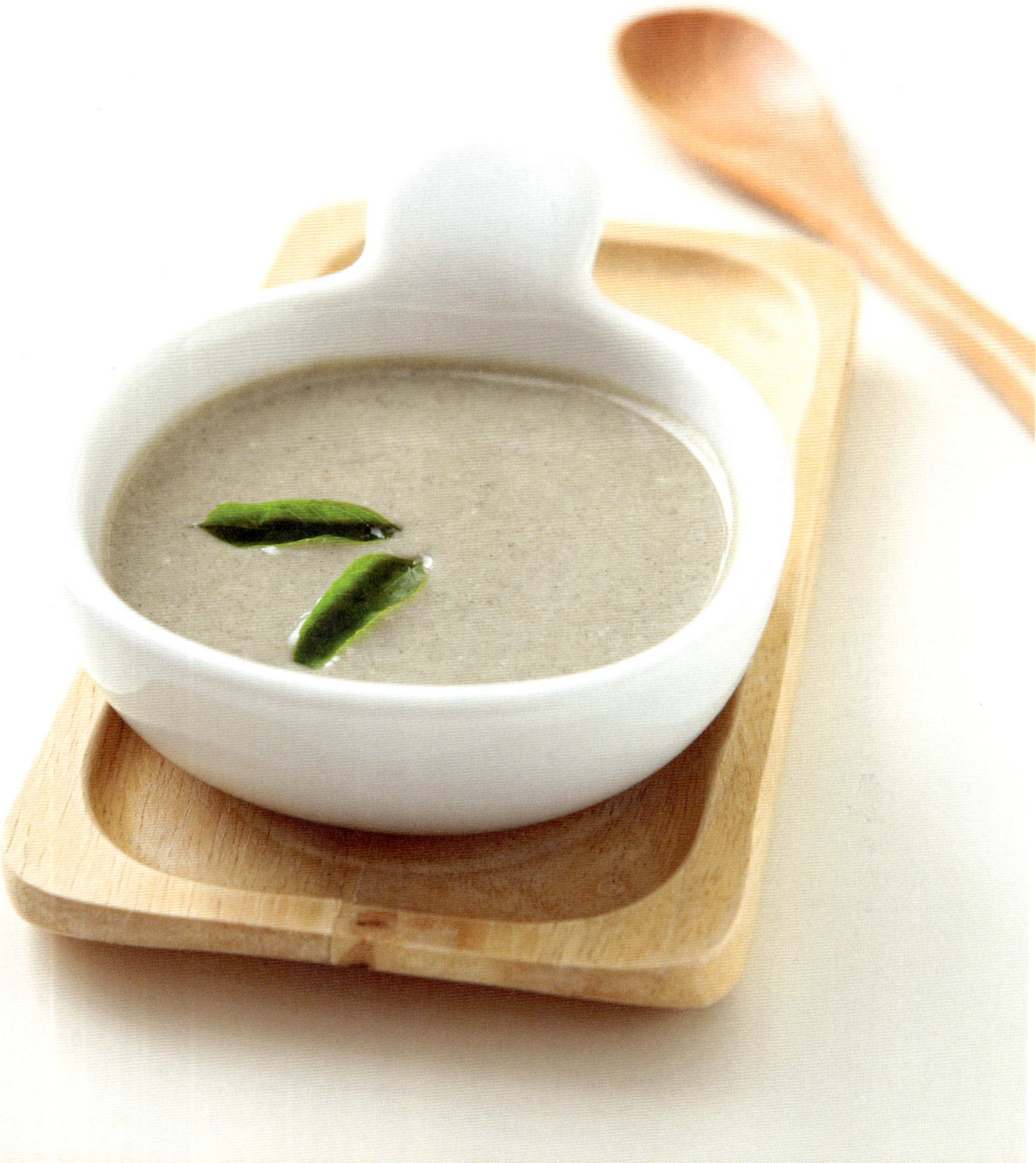

1년 365일 아름답게 개를 지연팩

| 건성 피부 |
| 민감한 피부 |
| 복합성 피부 |
| 지성 피부 |

포도에 함유된 당분과 수분이 피부를 촉촉하게 만들고 영양을 공급한다. 특히 포도 껍질에 있는 레스베라트롤 성분은 노화 방지에 탁월하다. 건조한 뺨이나 각질이 일어난 부분에 사용하면 효과적이다.

노화 방지와 피부 진정에 특히 좋은
포도 다시마팩

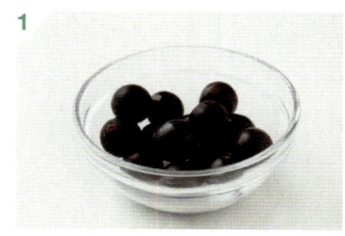

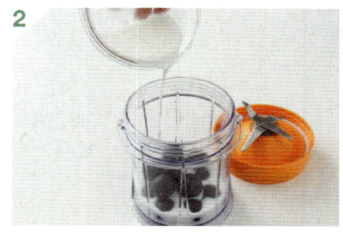

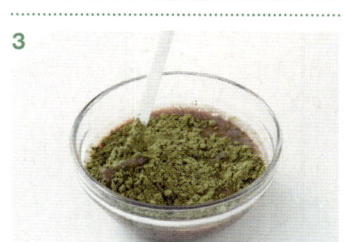

🟢 **재료**

포도 알 8~15개, 우유 3큰술, 다시마 가루 3큰술
※ 포도 알의 크기에 따라 수를 조절한다.

🟢 **만드는 법**

1 포도를 잘 씻어 포도 알을 뗀다.
2 믹서에 1과 우유를 넣고 간다.
3 다시마 가루를 넣어 농도를 조절한다.

🟢 **사용 방법**

눈가와 입가를 제외하고 얼굴 전체에 골고루 펴 바른다. 포도 씨가 스크럽 효과를 주므로 너무 문지르지 않도록 한다. 15분 정도 지난 뒤 미지근한 물로 세안한다.

TIP

피부가 예민하다면
포도를 식초 혹은 청주에 1분 정도 담가 깨끗하게 씻고 씨를 빼서 사용하는 것이 좋다.

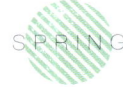

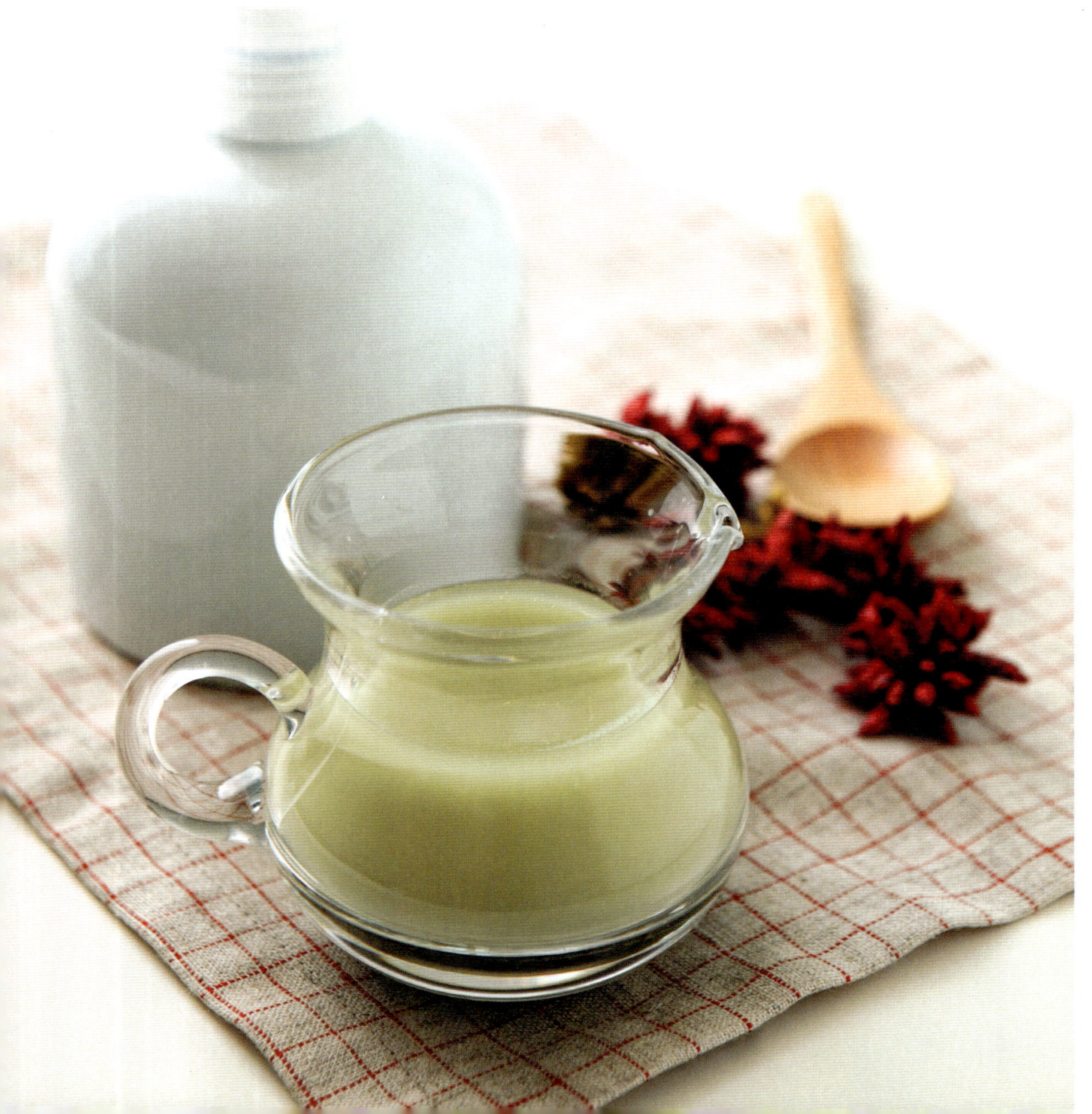

SPRING

1년 365일 아름답게 계절별 천연팩

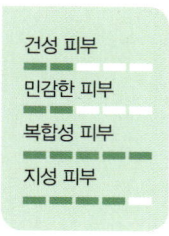

건성 피부
민감한 피부
복합성 피부
지성 피부

감잎차에는 비타민C가 듬뿍 들어 있어 보습과 미백 효과가 탁월하다. 또한 피부를 청결하게 지속시키는 효과가 있어 여드름 완화에도 효과적이다.

피부 재생에 특히 좋은
감잎차 밀가루팩

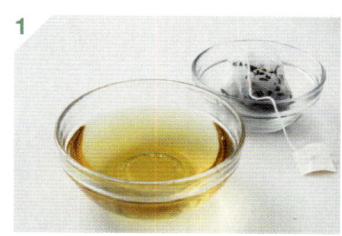
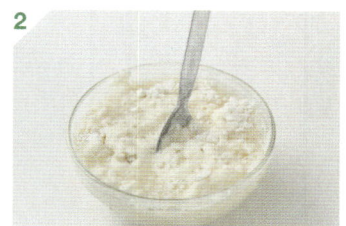

● **재료**

감잎차 티백 1개, 물 ½컵, 밀가루 5큰술

● **만드는 법**

1 감잎차 티백을 60℃의 물에 넣고 약 5분간 우려낸다.
2 1에 밀가루를 조금씩 넣어 농도를 조절한다.

● **사용 방법**

눈가와 입가를 제외하고 얼굴 전체에 골고루 펴 바른다.
15분 정도 지난 뒤 미지근한 물로 세안한다.

> **TIP**
> **너무 뜨거운 물은 비타민C를 파괴한다**
> 감잎차에서 온전한 비타민C를 추출하기 위해서는 티백을 따뜻한 온도의 물에서 천천히 우려내는 것이 좋다.

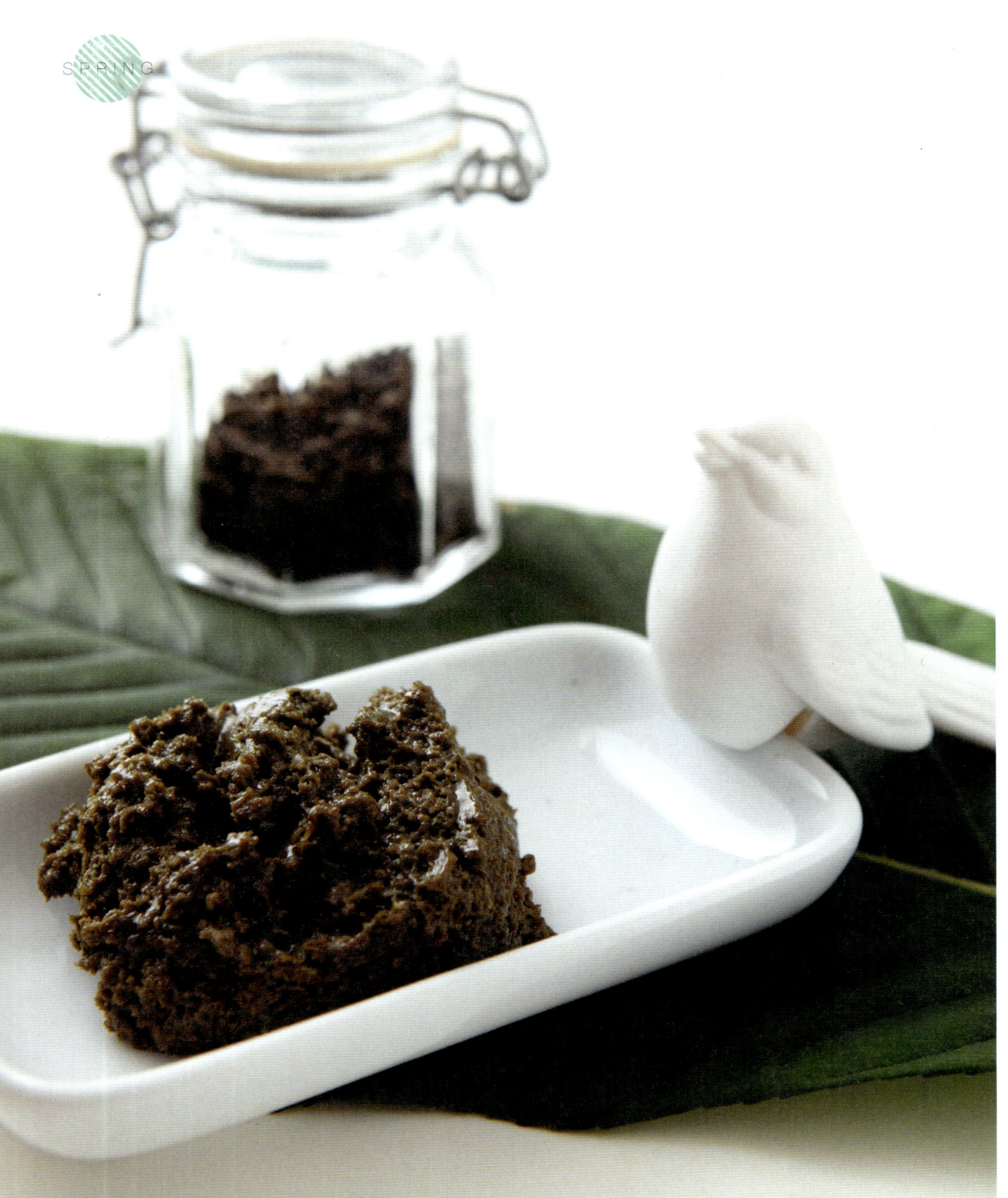

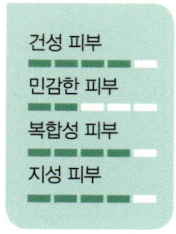

건성 피부
민감한 피부
복합성 피부
지성 피부

녹차에는 50여 가지 양질의 유기물과 카테킨 성분이 들어 있다. 세균의 번식을 억제하는 효과가 탁월해 여드름이 생기기 쉬운 피부에 매우 적합하다.

여드름 피부에 특히 좋은
녹차 달걀노른자팩

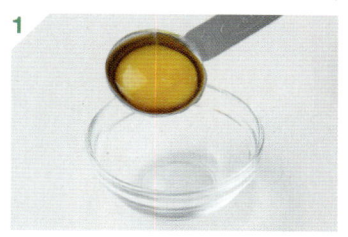

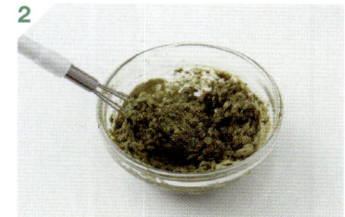

● **재료**

계란 1개, 녹차 가루 1큰술

● **만드는 법**

1 달걀에서 노른자를 분리하여 잘 푼다.
2 녹차 가루를 넣고 잘 섞는다.

● **사용 방법**

눈가와 입가를 제외하고 얼굴 전체에 골고루 펴 바른다.
15분 정도 지난 뒤 미지근한 물로 세안한다.

> **TIP**
> **피부 트러블이 심하다면**
> 녹차 가루에 거품을 낸 달걀흰자를 섞어 팩을 만들어보자. 달걀흰자는 달걀노른자에 비해 아미노산과 단백질 성분이 풍부하여 모공 수축과 세정 효과가 더 뛰어나 트러블이 일어나지 않는다. 녹차 달걀흰자팩은 모공 수축과 피지 제거, 피부 재생에 효과적이다.

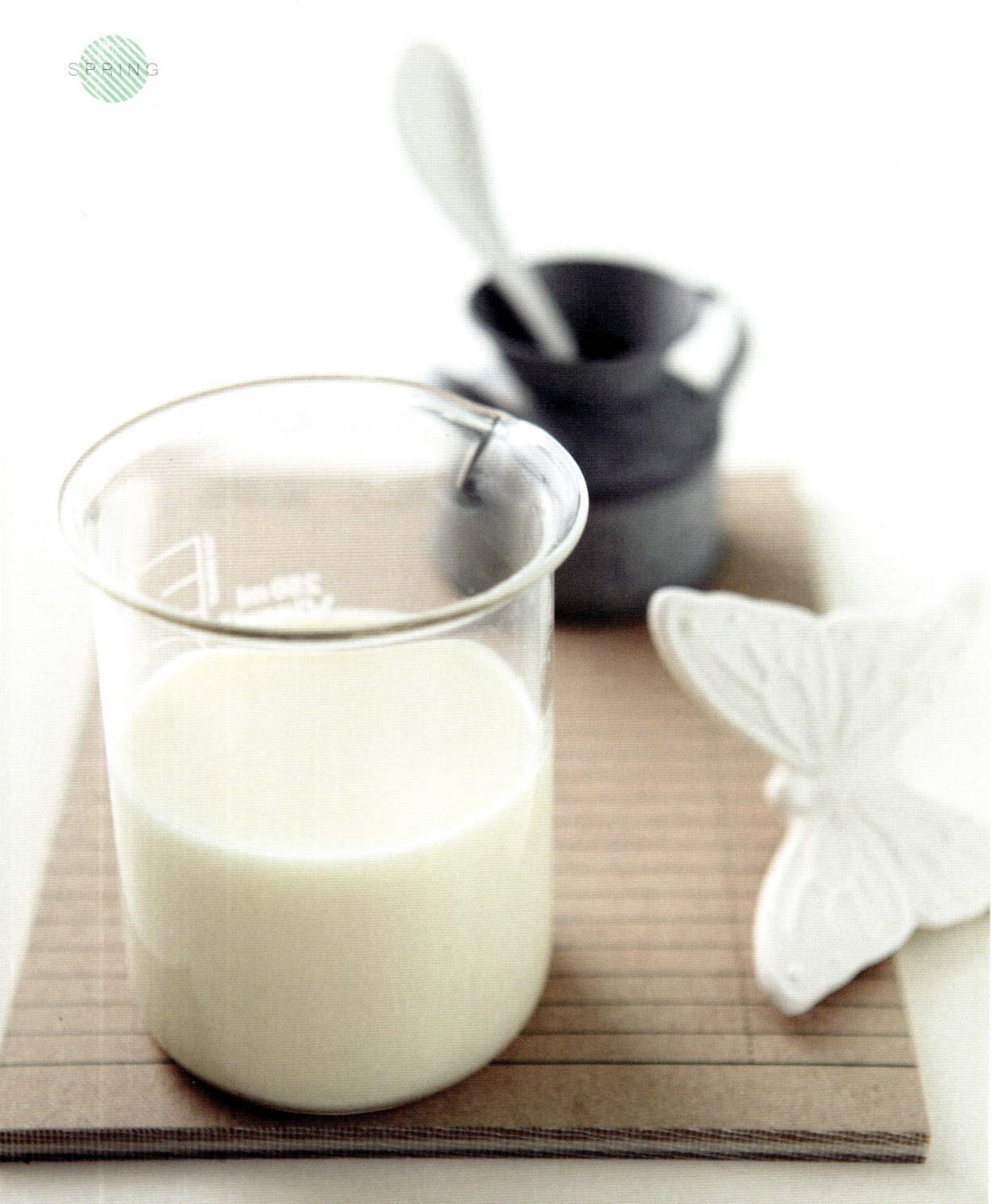

| 건성 피부 |
| 민감한 피부 |
| 복합성 피부 |
| 지성 피부 |

단백질, 무기질, 비타민 등 양질의 영양분이 가득한 우유에 강력한 보습력을 가진 꿀을 넣으면 영양 공급과 보습을 동시에 충족시킬 수 있다.

보습에 특히 좋은
우유 꿀팩

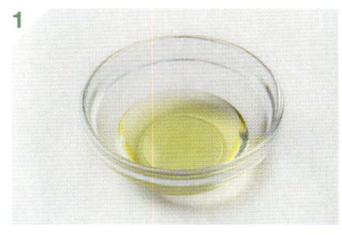

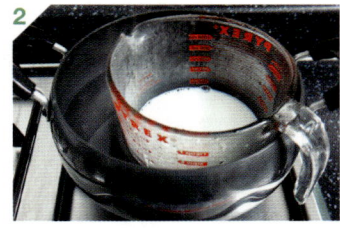

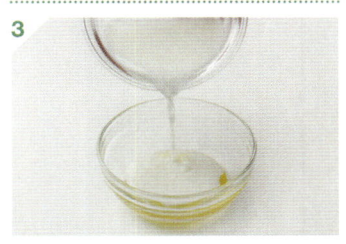

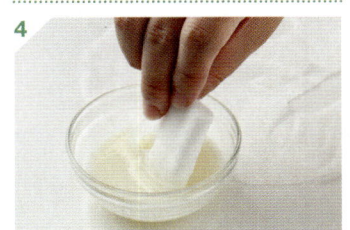

● 재료
우유 4~5큰술, 꿀 1큰술

● 만드는 법
1 꿀을 약 30분 정도 중탕시킨 후 식힌다(꿀 중탕 방법은 9페이지 참조).
2 우유를 체온 정도로 따뜻하게 데운다.
3 1에 2를 부어 잘 섞는다.
4 마스크 시트를 팩에 담근다.

● 사용 방법
수분이 많은 팩이므로 마스크 시트를 우유 꿀팩에 직접 담가 사용한다. 15분 정도 지난 뒤 시트를 떼어내고 미지근한 물로 세안한다.

> **TIP**
> **지성 피부라면**
> 우유의 유분으로 여드름이 생길 수 있으므로 대신 클렌징 효과가 있는 플레인 요구르트를 사용하는 것을 추천한다.

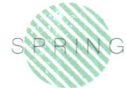

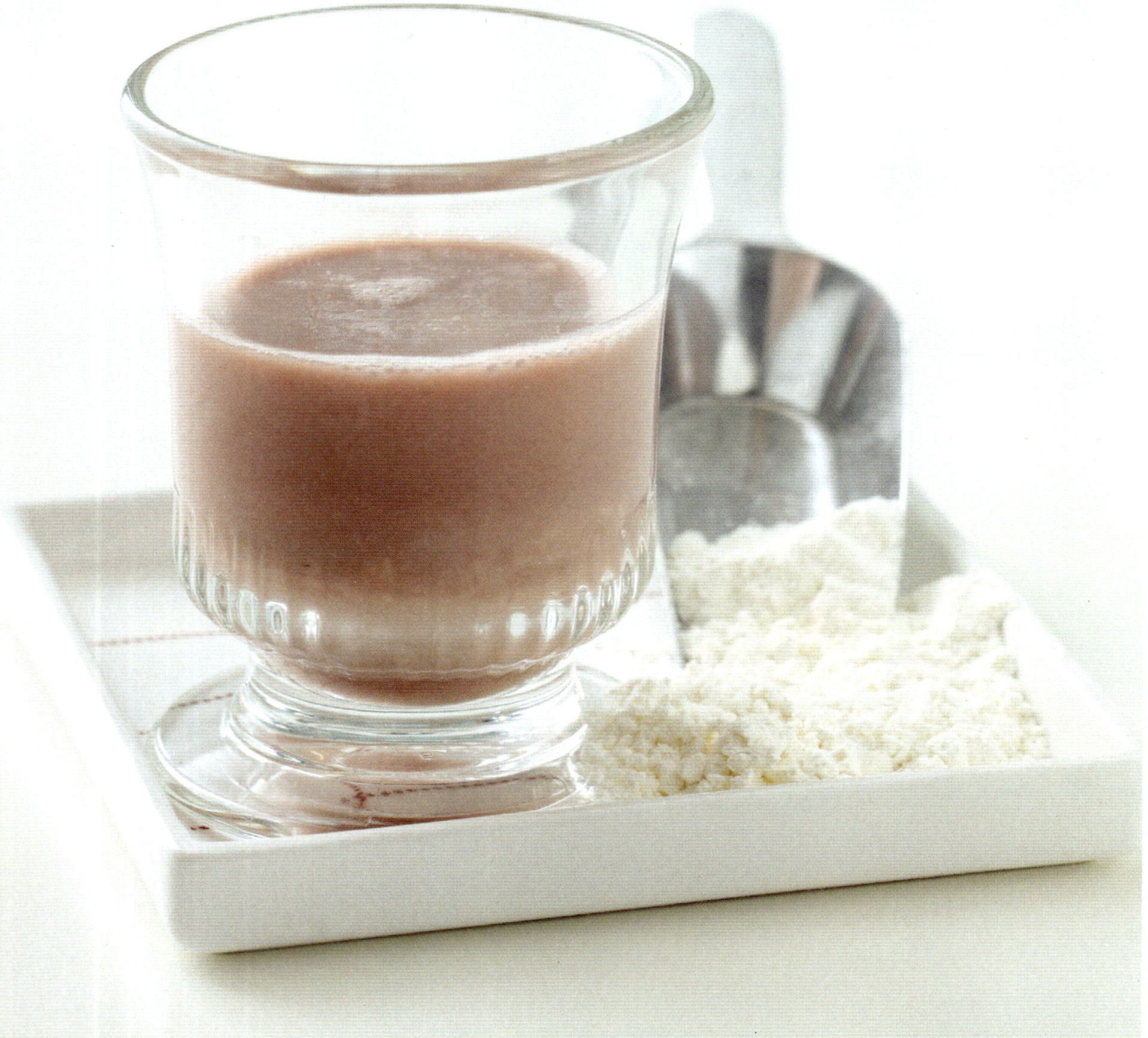

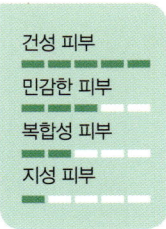

| 건성 피부 |
| 민감한 피부 |
| 복합성 피부 |
| 지성 피부 |

폴리페놀이 들어 있어 피부의 노폐물을 제거하고 혈액순환을 원활하게 하는 와인은 피부 보습에 탁월한 꿀과 섞으면 피부를 부드럽게 하고 화사해 보이게 하는 데 효과적이다.

피부 톤 개선에 특히 좋은
꿀 와인팩

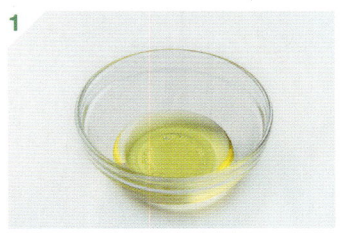
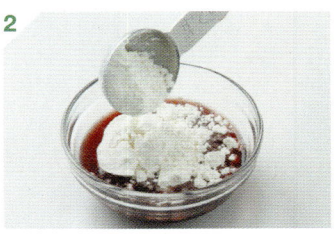
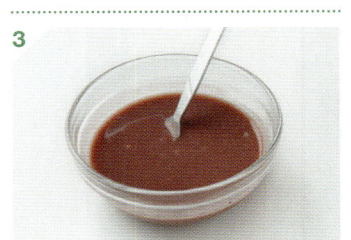

● 재료
꿀 ½큰술, 레드 와인 3큰술, 밀가루 3큰술

● 만드는 법
1 꿀을 약 30분 중탕시킨 후 식힌다(꿀 중탕 방법은 9페이지 참조).
2 1에 와인과 밀가루를 넣는다.
3 밀가루가 뭉치지 않게 골고루 섞는다.

● 사용 방법
눈가와 입가를 제외하고 얼굴 전체에 골고루 펴 바른다.
15분 정도 지난 뒤 미지근한 물로 세안한다.

TIP

레드 와인 토너로 화사한 피부 만들기
1 레드 와인을 냉장고에 넣어 차갑게 만든다.
2 화장솜에 묻혀 피부에 올리고 안쪽에서 바깥쪽으로 부드럽게 닦아낸다.
3 미지근한 물로 씻어낸다.

SPRING

1년 365일 아름답게 개지털 천연팩

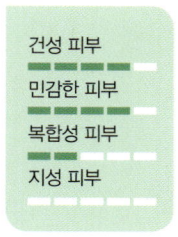

건성 피부
민감한 피부
복합성 피부
지성 피부

딸기에 들어 있는 비타민C와 요구르트의 유분이 자외선으로 손상된 피부를 회복시키고 색소 침착을 막아 피부 톤을 밝게 개선시켜준다.

손상된 피부 재생에 특히 좋은
딸기 요구르트팩

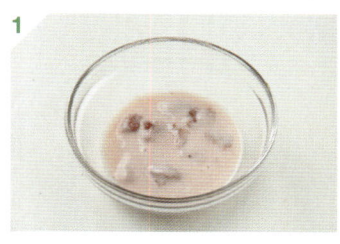

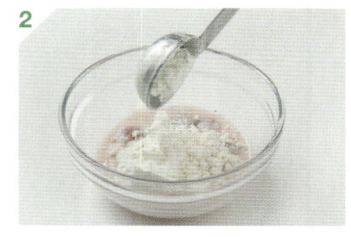

🟢 **재료**

딸기 요구르트 2큰술, 밀가루 1큰술, 글리세린 1작은술

🟢 **만드는 법**

1 딸기 요구르트에서 과육을 중심으로 2큰술 떠낸다.
2 1에 밀가루를 넣고 잘 섞는다.
3 글리세린을 넣어 농도를 조절한다.

🟢 **사용 방법**

눈가와 입가를 제외하고 얼굴 전체에 골고루 펴 바른다.
15분 정도 지난 뒤 미지근한 물로 세안한다.

TIP

피부 톤이 많이 어둡다면
싱싱한 딸기를 1~2개를 추가하자. 딸기에 함유된 비타민C로 피부 톤이 한결 환해진다.

SUMMER

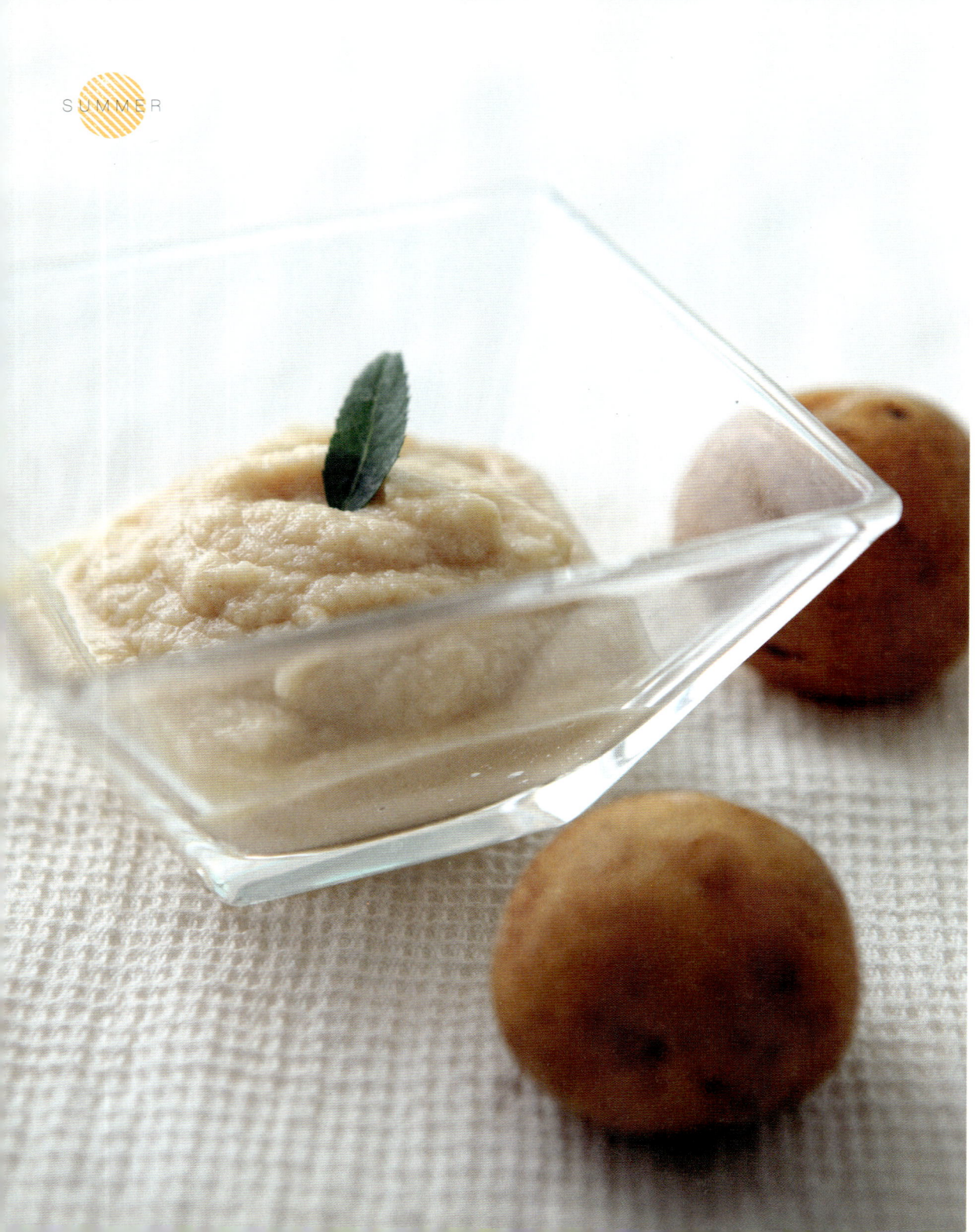

| 건성 피부 |
| 민감한 피부 |
| 복합성 피부 |
| 지성 피부 |

감자의 아트로핀이라는 성분은 신경계를 진정시켜 열을 내리는 데 효과적이다. 여기에 진정 효과가 있는 라벤더 에센셜오일과 함께 사용하면 더 큰 효과를 누릴 수 있다.

미백과 진정에 특히 좋은
감자 아로마팩

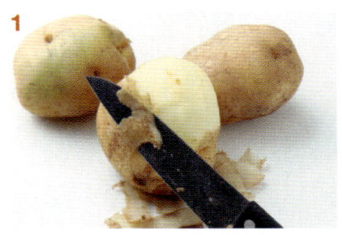
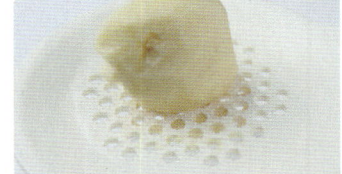
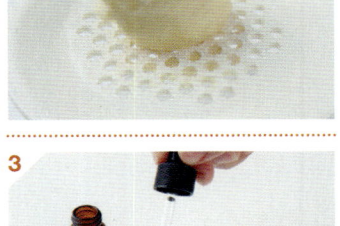
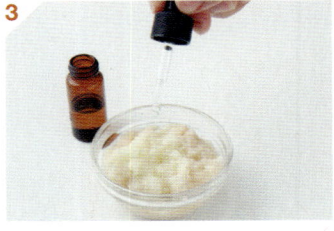
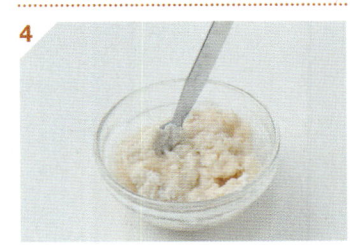

● **재료**

감자 1개, 글리세린 ½작은술, 라벤더 에센셜오일 1~2방울, 밀가루 4~5큰술

● **만드는 법**

1 감자는 씻어 껍질을 벗긴다.
2 1을 강판에 간다.
3 2에 글리세린과 에센셜오일을 넣고 잘 섞는다.
4 밀가루를 조금씩 더해 농도를 조절한다.

● **사용 방법**

눈가와 입가를 제외하고 얼굴 전체에 골고루 펴 바른다. 15분 정도 지난 뒤 미지근한 물로 세안한다. 여름에는 얼굴뿐만 아니라 자외선에 노출되기 쉬운 목과 어깨, 등에도 펴 바르는 것이 좋다.

> **TIP**
> **자외선 막는 UV케어**
> 자외선 차단제는 외출 30분 전에 바르는 것이 효과적이며 외출 시에 챙이 넓은 모자를 착용하거나 양산을 쓰는 등 햇볕의 직접적인 노출을 피한다. 햇볕에 그을린 경우에는 팩을 사용해 피부의 신진 대사를 높여 멜라닌 색소가 침착되는 것을 방지한다. 그러나 그을린 곳에 열이 심하게 나거나 가려울 때는 화상이 의심될 수 있으니 전문가를 찾아 상담하는 것이 좋다.

SUMMER

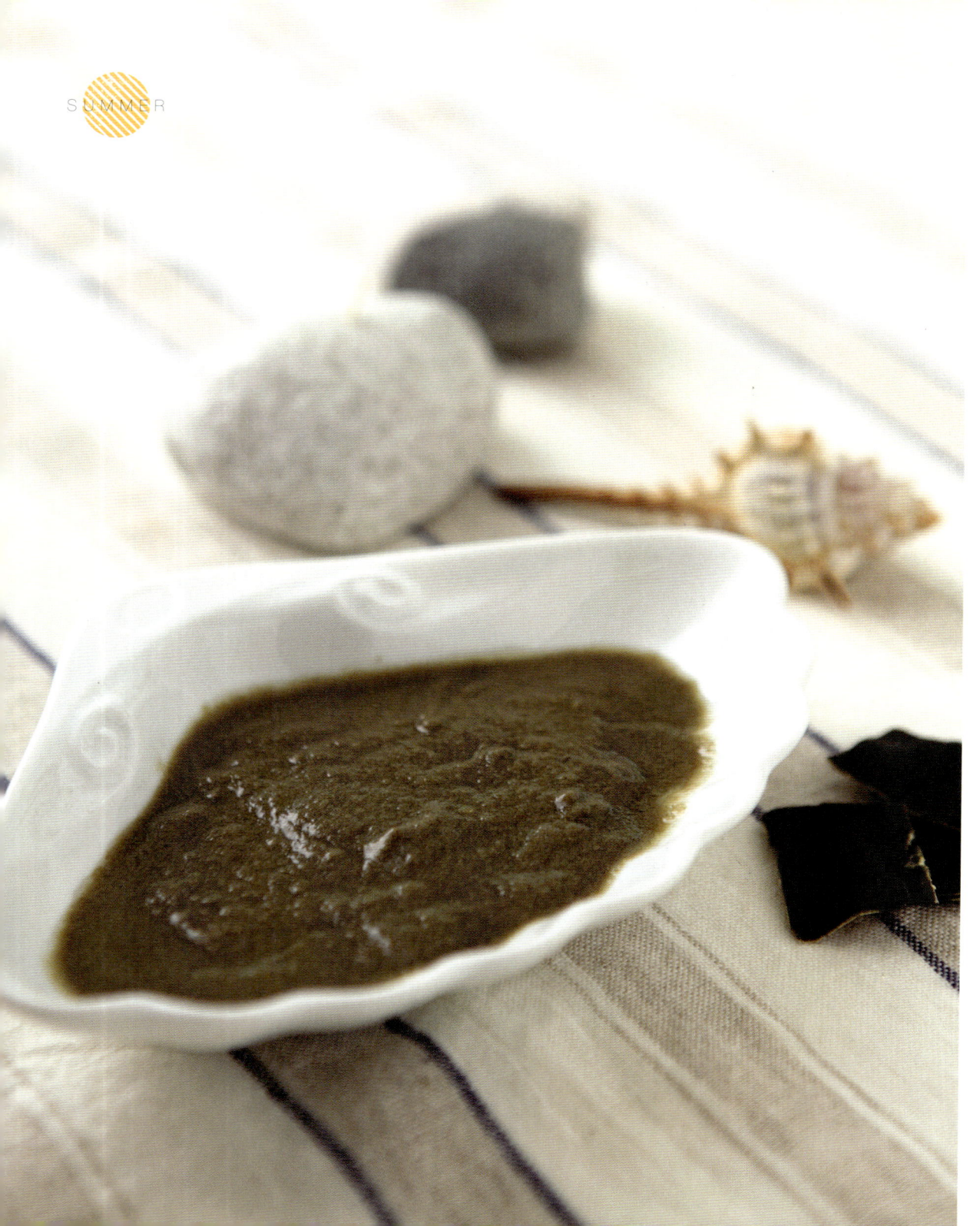

1년 365일 아름답게 계절별 천연팩

| 건성 피부 |
| 민감한 피부 |
| 복합성 피부 |
| 지성 피부 |

진정 효과와 보습에 특히 좋은
오이 다시마팩

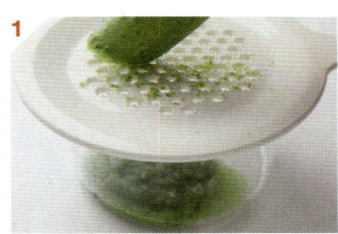
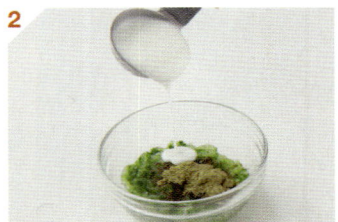

🟠 재료
오이 ½개, 다시마 가루 2작은술, 플레인 요구르트 1큰술

🟠 만드는 법
1 오이는 깨끗이 씻어 강판에 간다.
2 1에 다시마 가루와 플레인 요구르트를 넣고 잘 섞는다.

🟠 사용 방법
눈가와 입가를 제외하고 얼굴 전체에 골고루 펴 바른다.
15분 정도 지난 뒤 미지근한 물로 세안한다.

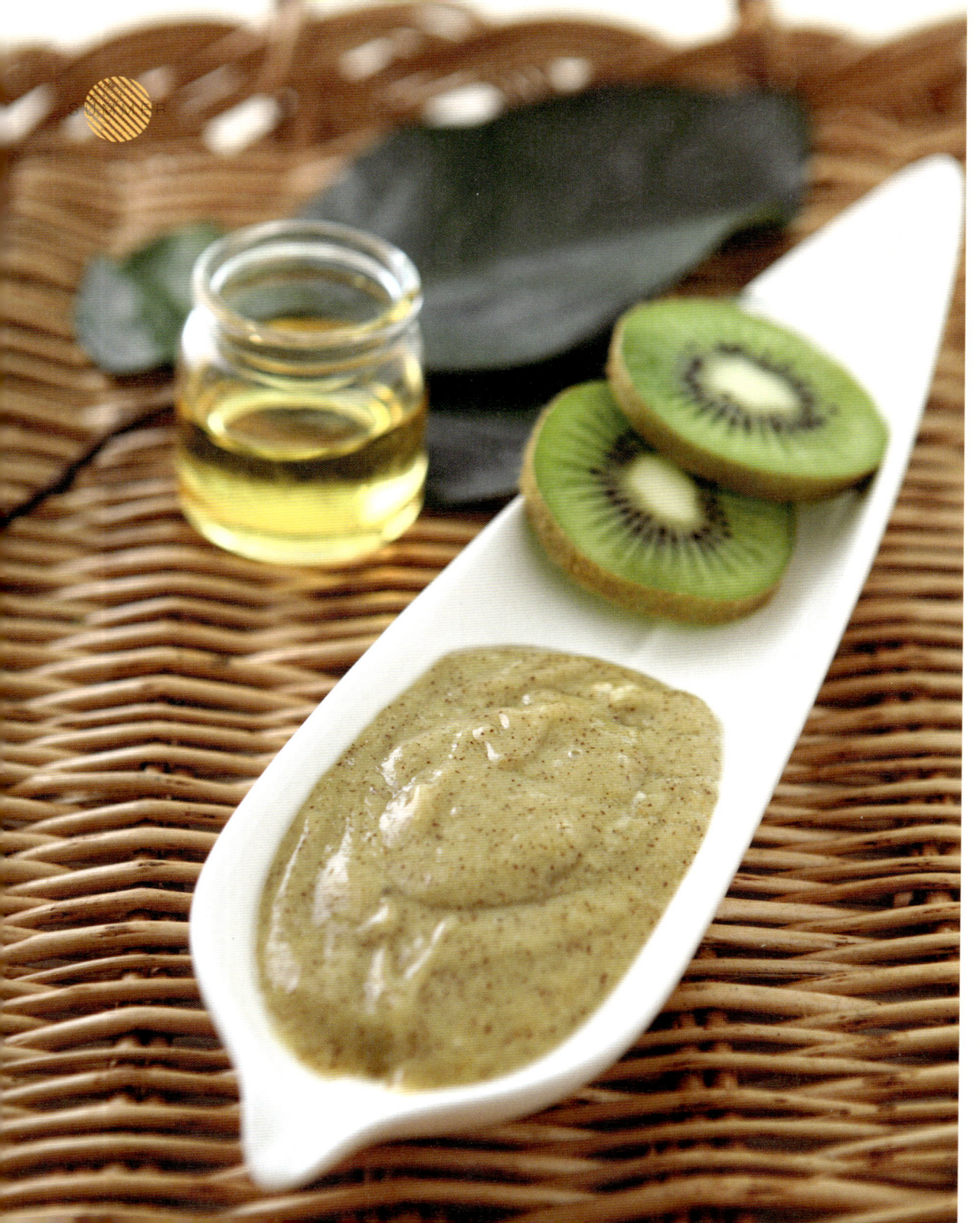

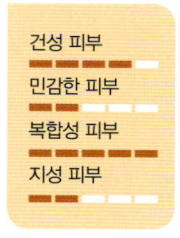

키위는 과일 중에서도 비타민C와 비타민E의 함유량이 월등하다. 더운 여름 햇볕에 그을린 피부를 진정시키고 되돌리는 데 매우 효과적이다.

미백에 특히 좋은
키위 꿀팩

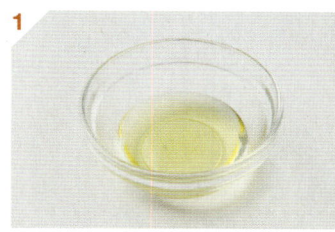
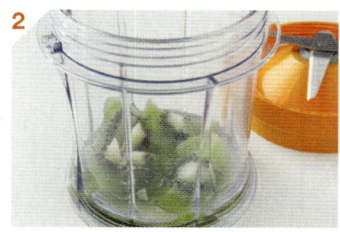
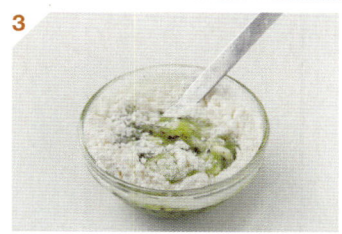

● **재료**

키위 ½개, 꿀 ½작은술, 밀가루 2큰술

● **만드는 법**

1 꿀을 약 30분 동안 중탕한 후 식힌다(꿀 중탕 방법은 9페이지 참조).
2 키위의 껍질을 벗겨 적당한 크기로 썰고 믹서에 갈아준다.
3 1과 2를 넣은 그릇에 밀가루를 조금씩 넣어 농도를 조절한다.

● **사용 방법**

눈가와 입가를 제외하고 얼굴 전체에 골고루 펴 바른다.
15분 정도 지난 뒤 미지근한 물로 세안한다.

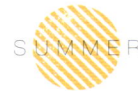

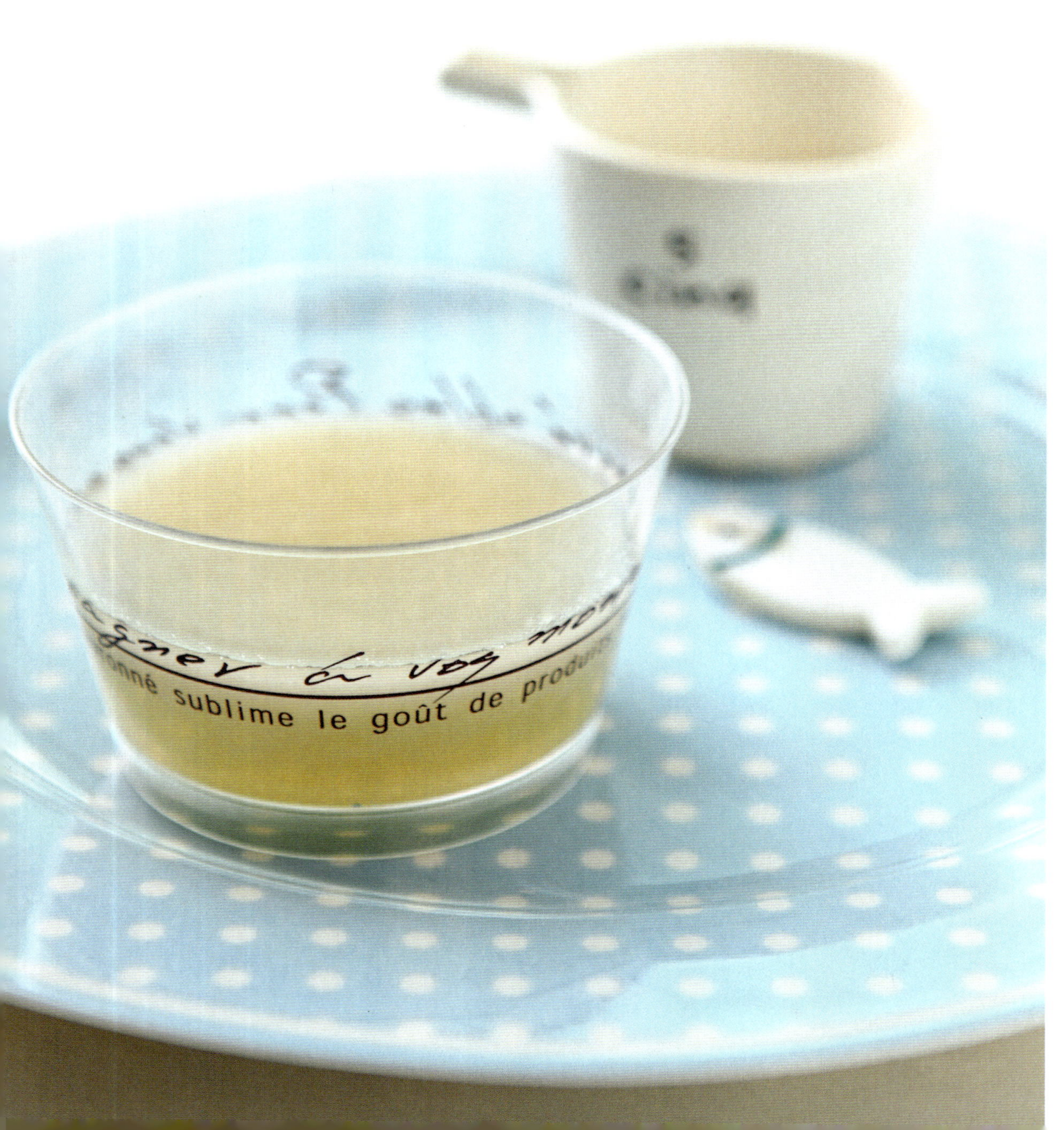

SUMMER

| 건성 피부 |
| 민감한 피부 |
| 복합성 피부 |
| 지성 피부 |

보습 효과가 좋은 꿀에 염증을 가라앉히고 열을 내리는 진정 효과가 뛰어난 알로에를 더하면 햇볕에 그을린 피부를 회복시키는 데 매우 효과적이다.

피부 진정에 특히 좋은
꿀 알로에젤팩

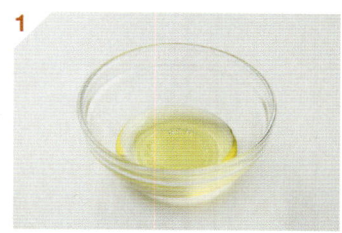
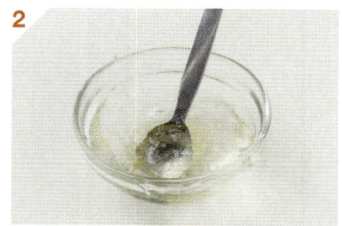

● **재료**

꿀 1큰술, 알로에젤 1큰술

● **만드는 법**

1 꿀을 약 30분 중탕한 후 식힌다(꿀 중탕 방법은 9페이지 참조).
2 1에 알로에젤을 넣고 잘 섞는다.

● **사용 방법**

눈가와 입가를 제외하고 얼굴 전체에 골고루 펴 바른다.
15분 정도 지난 뒤 미지근한 물로 세안한다.

TIP
모든 재료는 신선한 원재료가 가장 좋지만 알로에는 민감한 피부에 알레르기를 일으킬 수 있으므로 가급적 시중에 판매하는 알로에젤을 이용해 팩을 만드는 것을 추천한다. 알로에젤을 고를 때는 알로에베라의 함량이 높은 것일수록 효과가 좋다.

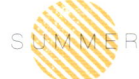
SUMMER

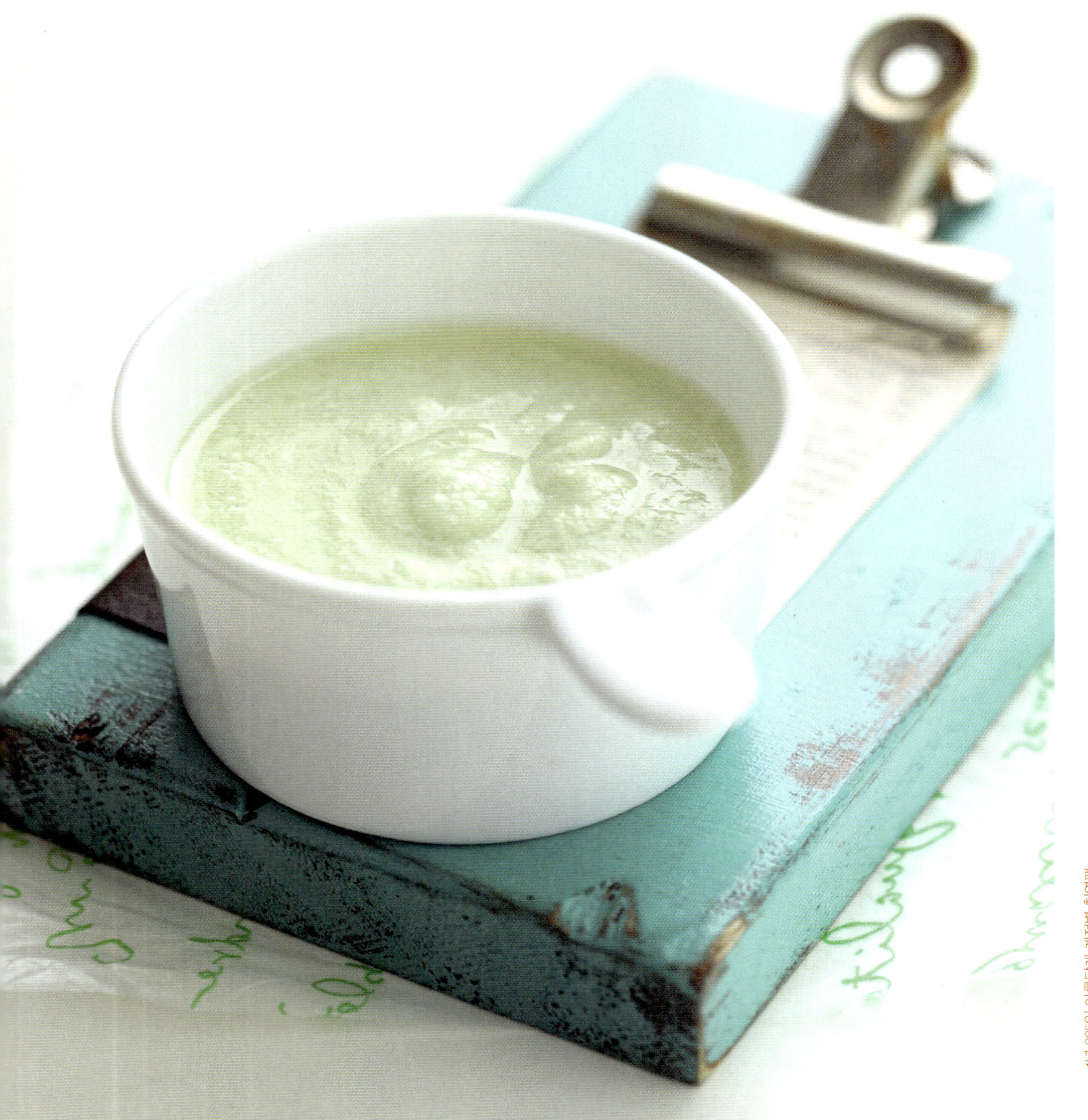

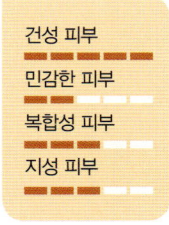

| 건성 피부 |
| 민감한 피부 |
| 복합성 피부 |
| 지성 피부 |

수박의 흰 껍질 부분에는 다량의 수분과 비타민, 미네랄이 풍부해서 여름철 열을 내리는 진정 효과가 뛰어나며 보습, 미백에도 효과적이다.

미백과 수분 공급에 특히 좋은
수박팩

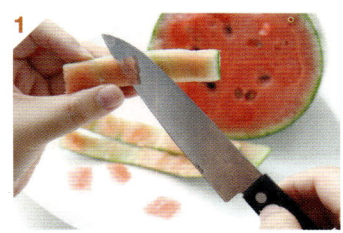
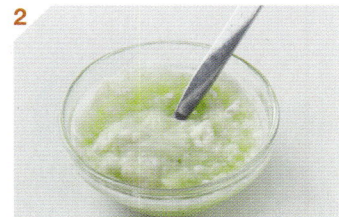

● 재료
수박 껍질의 흰 부분 1조각(성인 손바닥 정도 크기), 밀가루 2큰술

● 만드는 법
1 수박 껍질에서 흰 부분만 도려내 믹서에 간다(빨간 부분이 약간 들어가도 상관없다).
2 1을 담은 그릇에 밀가루를 조금씩 넣어 농도를 조절한다.

● 사용 방법
눈가와 입가를 제외하고 얼굴 전체에 골고루 펴 바른다.
15분 정도 지난 뒤 미지근한 물로 세안한다.

TIP
믹서를 사용할 때 내용물이 잘 갈리지 않는다면 물을 3큰술 정도 넣어준다. 추가된 물의 양만큼 밀가루의 양을 조금 더 넣어 농도를 조절한다.

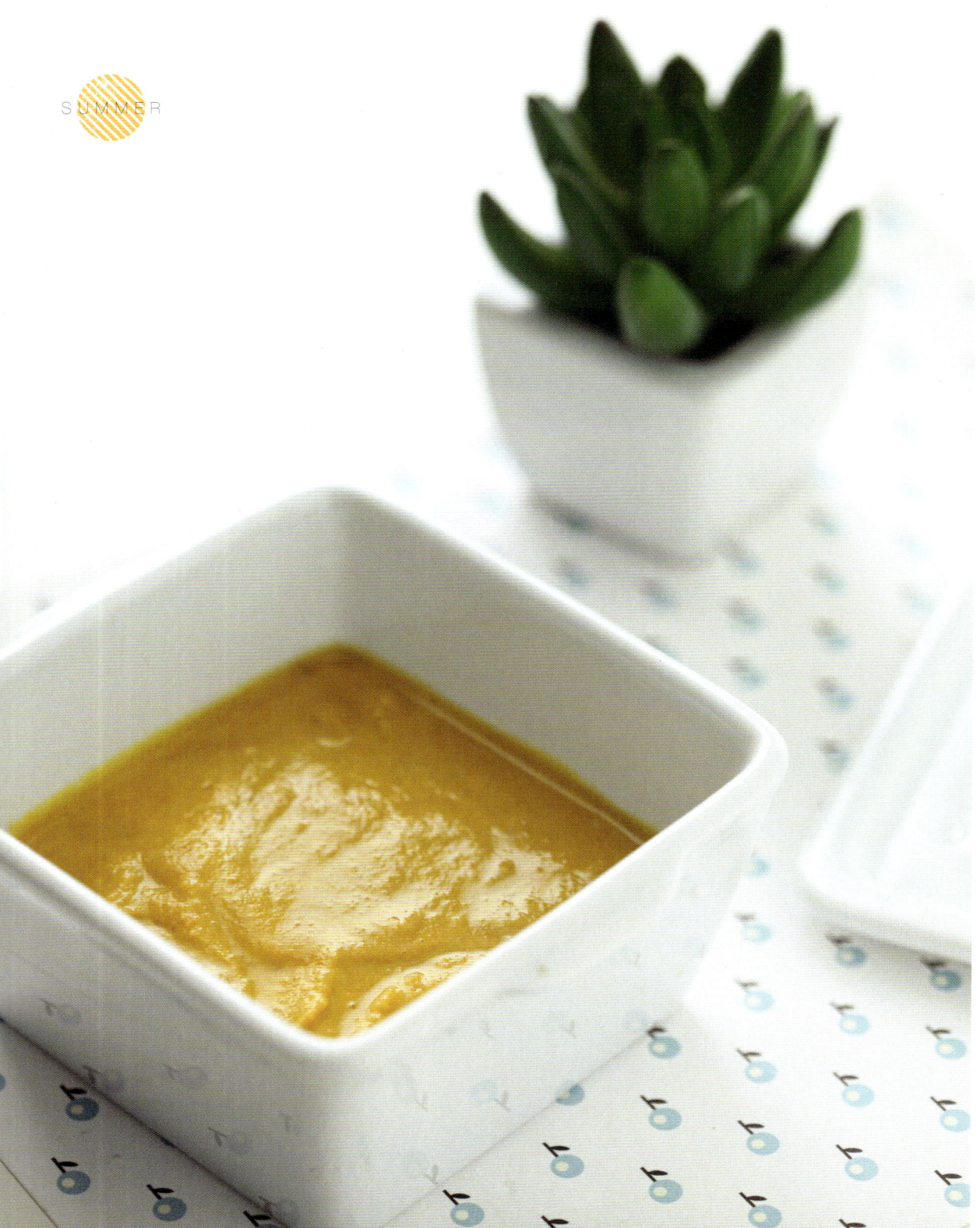

당근에는 비타민A가 풍부하여 피부를 부드럽게 하고 자극 받은 피부를 진정시키는 효과가 있다. 또한 여름철에 유독 여드름이 잘 생기는 피부에도 효과적이다.

건성 피부
민감한 피부
복합성 피부
지성 피부

피부 밸런스 유지에 특히 좋은
당근 오트밀팩

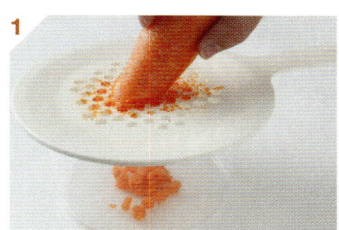

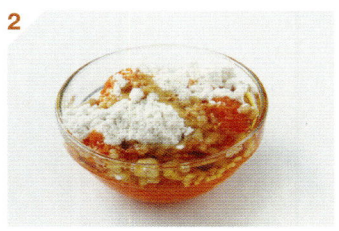

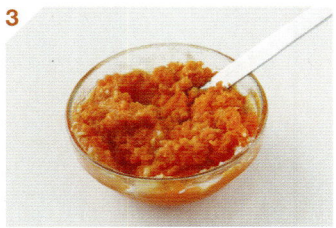

● 재료
당근 ⅓개, 오트밀 가루 2큰술, 참기름 1작은술

● 만드는 법
1 당근은 잘 씻어 강판에 간다.
2 1에 오트밀 가루와 참기름을 넣는다.
3 2를 골고루 잘 섞는다.

● 사용 방법
눈가와 입가를 제외하고 얼굴 전체에 골고루 펴 바른다.
15분 정도 지난 뒤 미지근한 물로 세안한다.

SUMMER

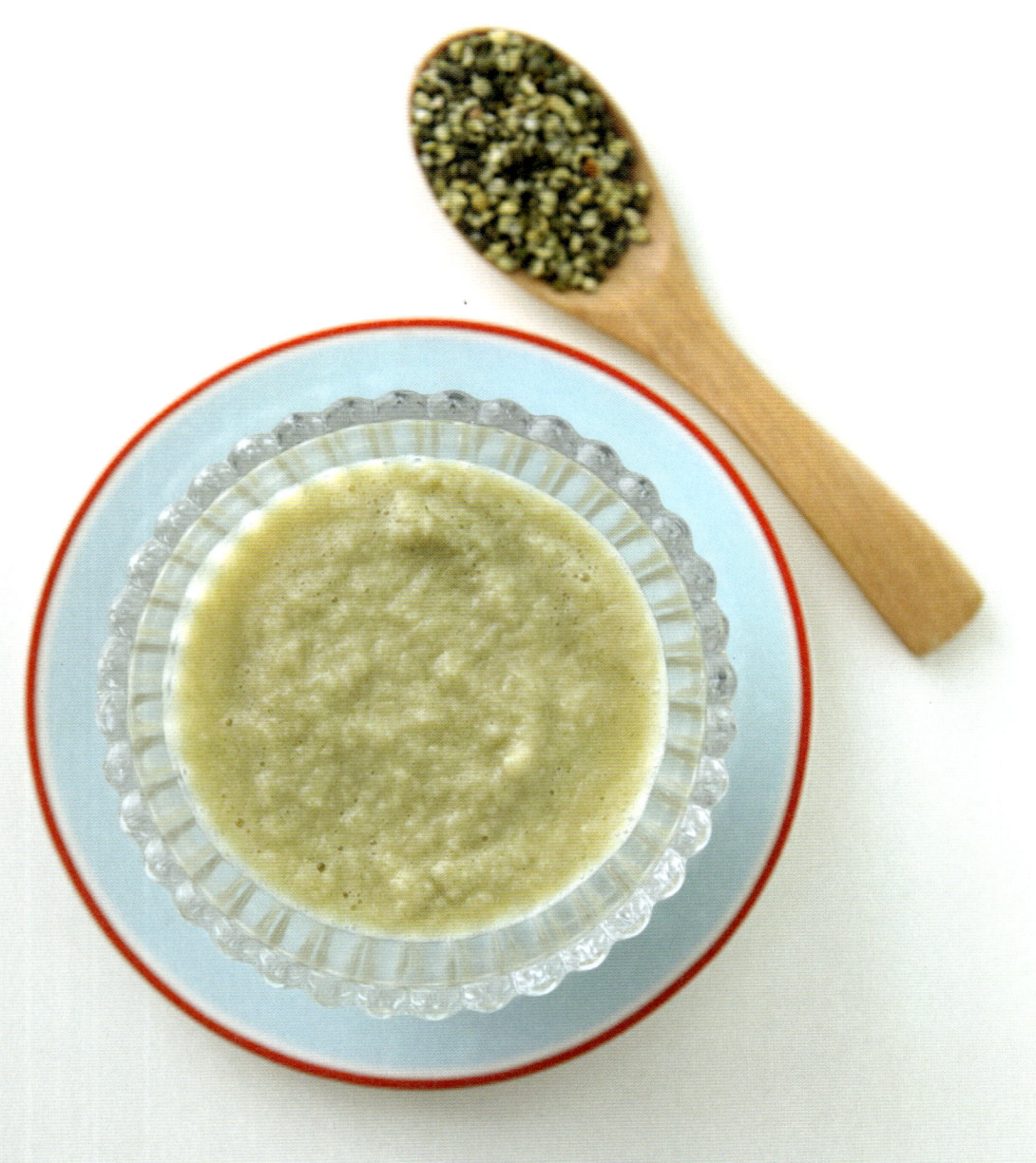

1년 365일 아름답게 가꿔줄 천연팩

파인애플에는 비타민B, 비타민C가 풍부하며 브로멜라인이라는 성분이 있어서 모공 속 피지나 각질 제거, 미백에 효과적이다.

건성 피부
민감한 피부
복합성 피부
지성 피부

각질 제거에 특히 좋은
파인애플 녹두팩

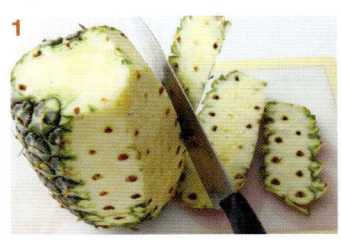
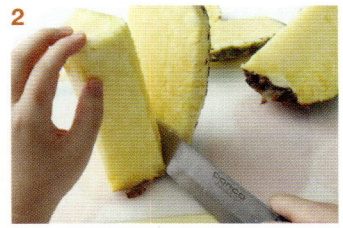
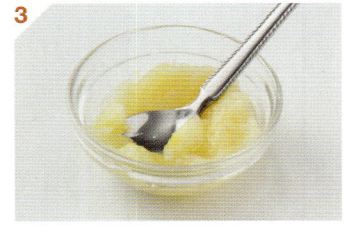
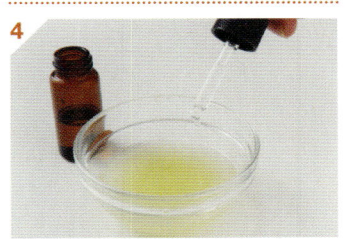
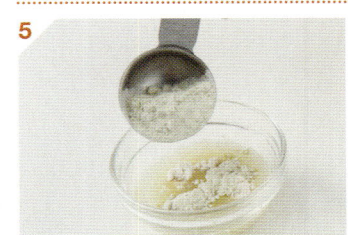

● **재료**

파인애플 ⅓개, 녹두 가루 1큰술, 오트밀 가루 1큰술, 꿀 1작은술, 아로마오일 2방울

● **만드는 법**

1 파인애플의 껍질을 벗긴다.
2 파인애플 가운데 있는 심지를 제거한 후 작게 썬다.
3 2를 수저로 으깨서 즙만 짜낸다.
4 파인애플 즙 2큰술에 중탕한 꿀과 아로마오일을 넣고 잘 섞는다
 (꿀 중탕 방법은 9페이지 참조).
5 4에 녹두 가루와 오트밀 가루를 넣어 농도를 조절한다.

● **사용 방법**

눈가와 입가를 제외하고 얼굴 전체에 골고루 펴 바른다.
15분 정도 지난 뒤 미지근한 물로 세안한다.

TIP

자극받은 피부에는 파인애플팩을 피한다
파인애플과 같은 과일팩은 산성을 띠는 과일산(AHA) 성분이 있어 각질 제거와 미백에 효과적이다. 하지만 상처가 나 있거나 민감한 피부에는 자극이 될 수 있으므로 피하는 것이 좋다.

SUMMER

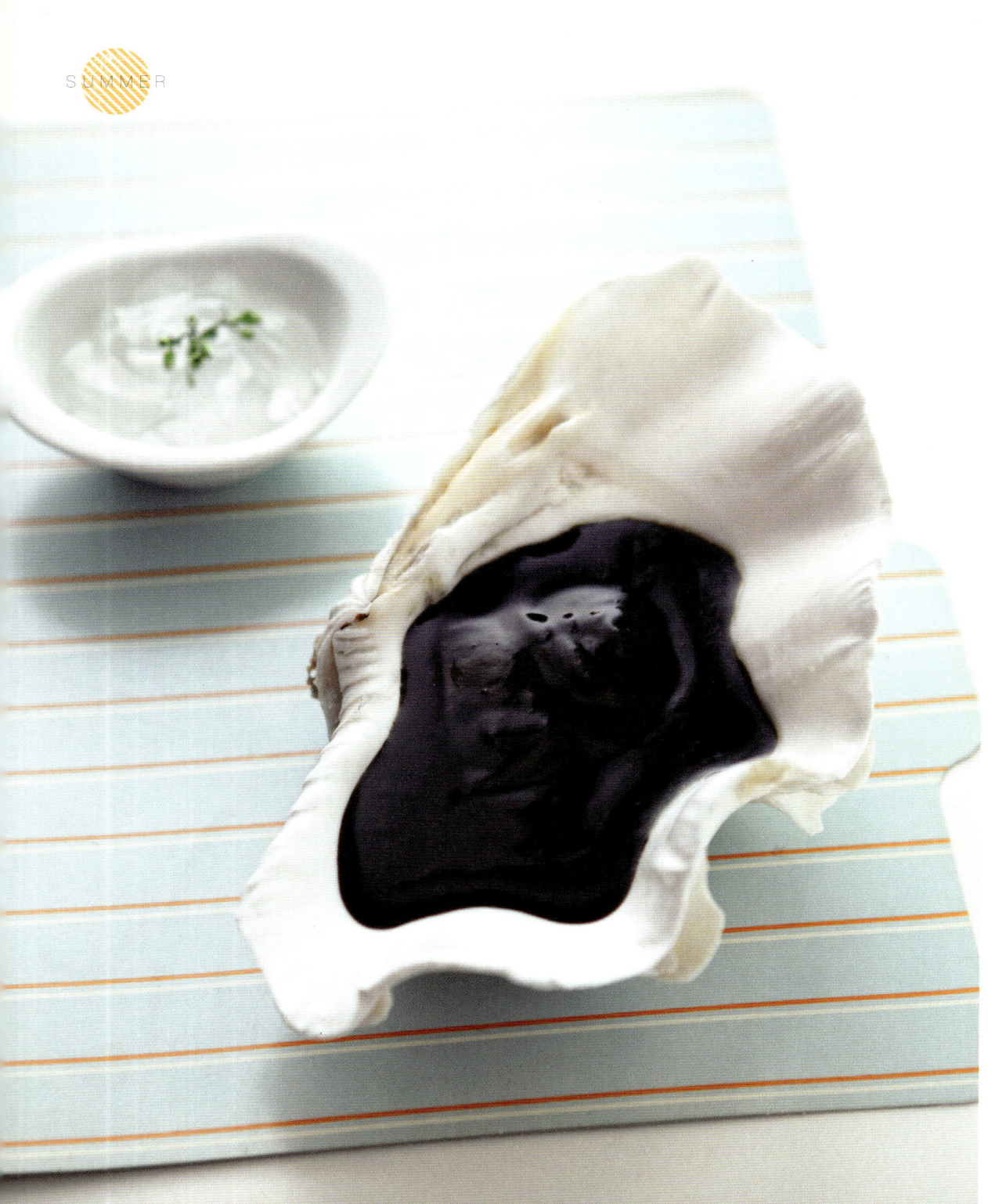

1년 365일 아름답게 계절별 천연팩

| 건성 피부 |
| 민감한 피부 |
| 복합성 피부 |
| 지성 피부 |

열을 내리는 진정 효과에 좋은 녹두와 비타민C가 많이 함유되어 있는 약쑥, 화상에 좋은 알로에젤을 사용하면 더운 여름 시원한 쿨팩으로 사용할 수 있다.

피부 진정에 특히 좋은
녹두 약쑥 알로에젤팩

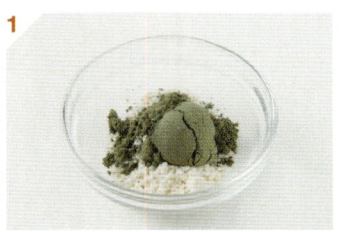

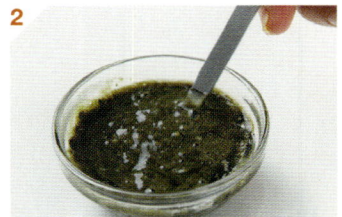

🟡 **재료**

녹두 가루 2작은술, 약쑥 가루 1작은술, 알로에젤 5큰술

🟡 **만드는 법**

1 녹두 가루와 약쑥 가루를 그릇에 담는다.
2 알로에젤을 넣고 잘 섞는다.

🟡 **사용 방법**

눈가와 입가를 제외하고 얼굴 전체에 골고루 펴 바른다.
15분 정도 지난 뒤 미지근한 물로 세안한다.

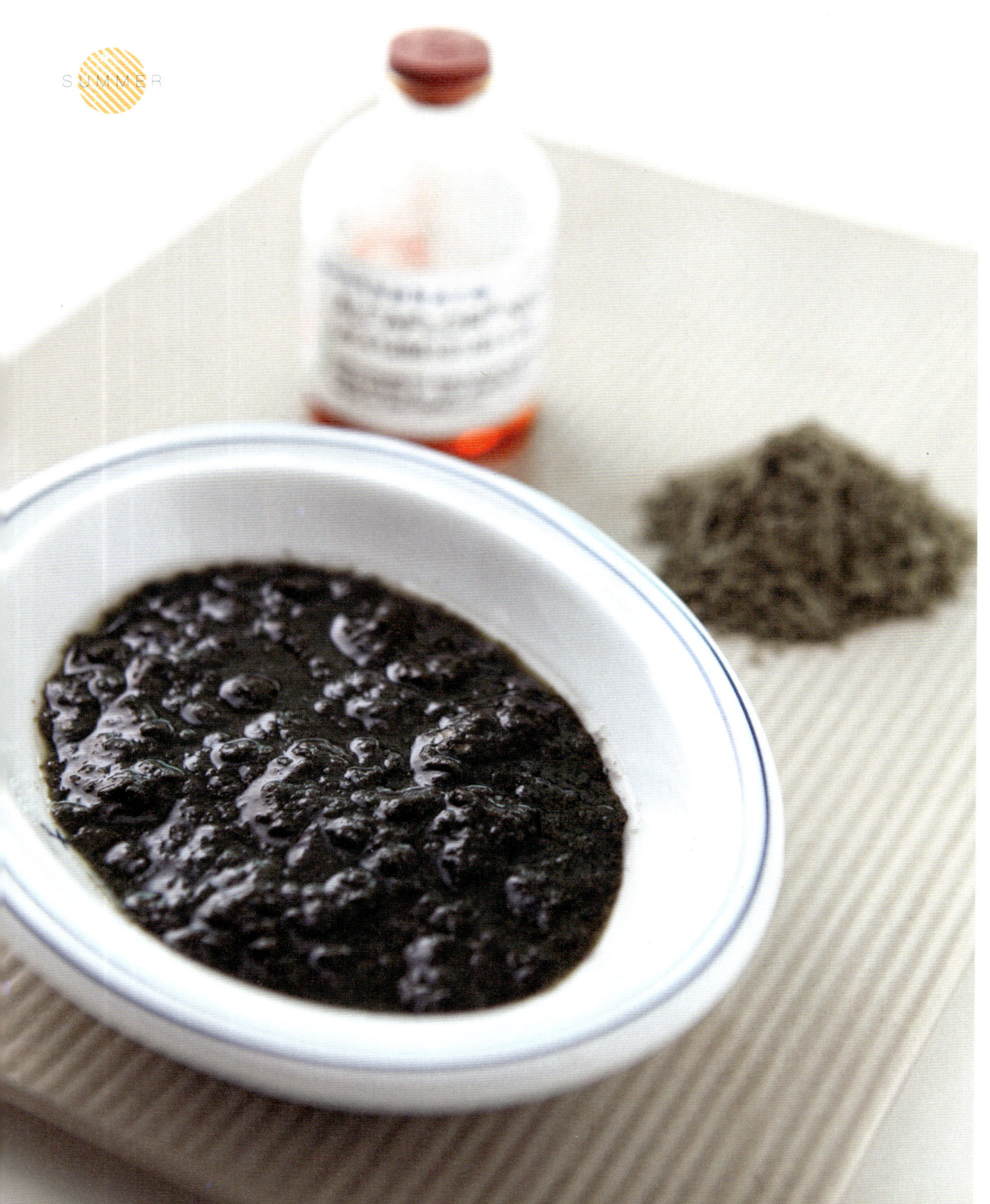

SUMMER

1년 365일 이름달게 계절을 첫어먹

| 건성 피부 |
| 민감한 피부 |
| 복합성 피부 |
| 지성 피부 |

보습에 특히 좋은
다시마젤 감초팩

다시마의 미끈미끈한 점액 성분인 알긴산은 여름철 과도한 땀과 피지 분비로 거칠어진 피부에 보습을 줄 뿐 아니라 미백에도 매우 효과적이다.

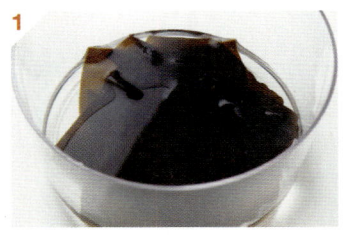
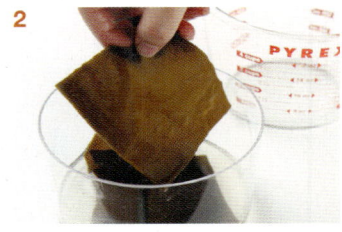
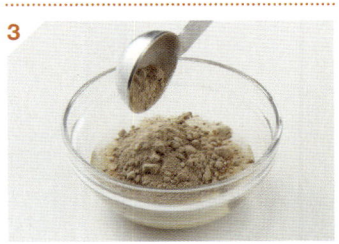
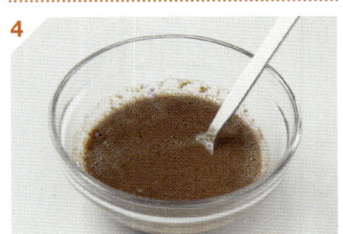

● **재료**

마른 다시마 1조각(성인 손바닥 정도 크기), 감초 가루 2큰술

● **만드는 법**

1 깨끗한 생수에 마른 다시마를 살짝 잠길 정도로 담근다.
2 1을 하루 정도 불린 후 다시마를 버린다.
3 다시마를 담가뒀던 물 3큰술에 감초 가루를 넣는다.
4 덩어리가 생기지 않도록 잘 섞는다(점성 정도에 따라 감초 가루나 다시마 우려낸 물을 더 추가해 농도를 맞춘다).

● **사용 방법**

눈가와 입가를 제외하고 얼굴 전체에 골고루 펴 바른다.
15분 정도 지난 뒤 미지근한 물로 세안한다.

피부가 예민하다면
마른 다시마를 물에 담그기 전 젖은 행주 등으로 다시마 겉면의 소금기를 닦는다.

SUMMER

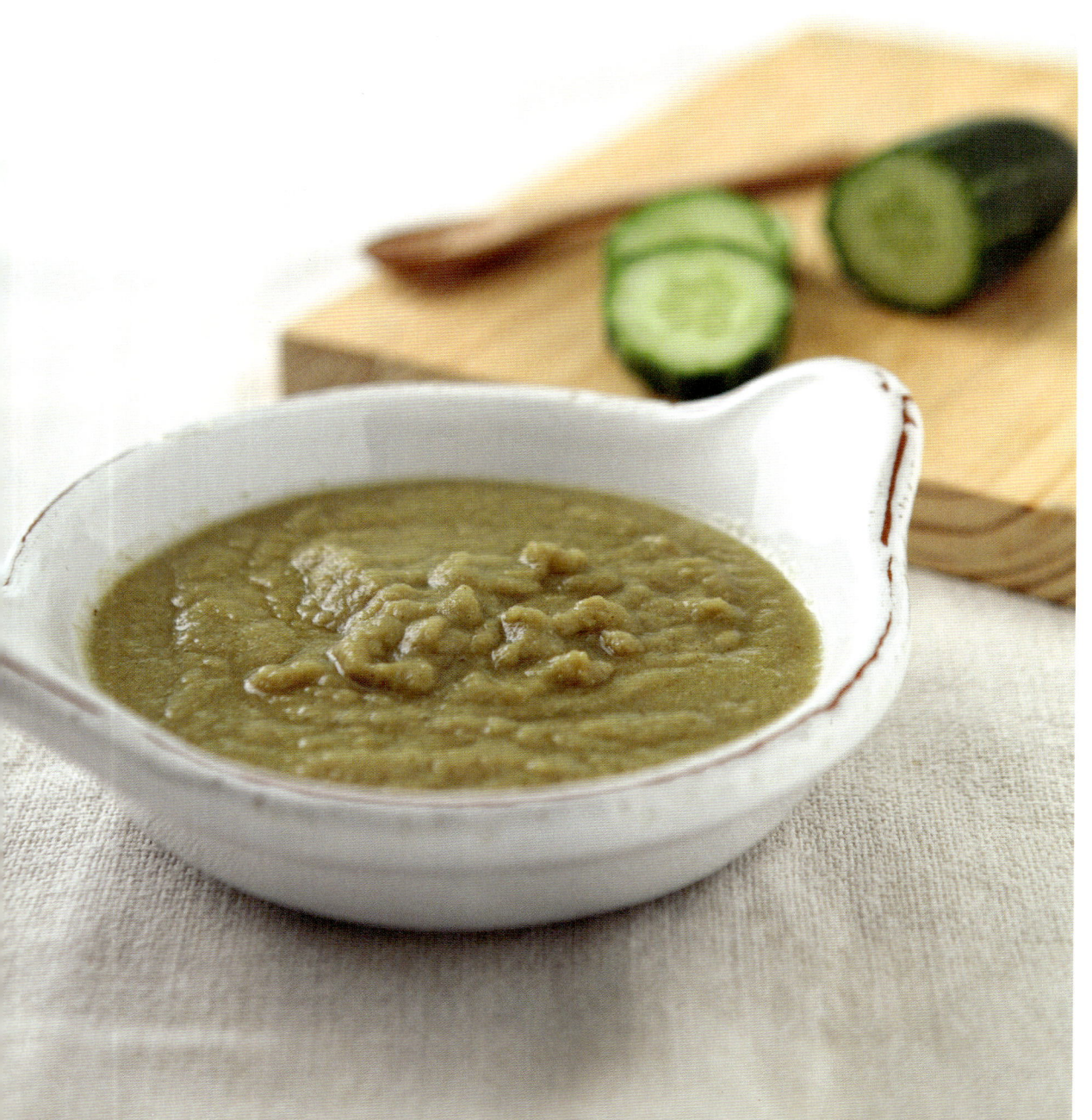

오이는 수분이 많아 열을 진정시키는 효과가 있어 예로부터 햇볕에 그을린 피부를 치료하는 민간요법으로 사용되었다. 여기에 보습과 미백 효과가 좋은 쌀겨를 더하면 여름철 미백팩으로 가장 좋다.

건성 피부
민감한 피부
복합성 피부
지성 피부

미백에 특히 좋은
오이 쌀겨팩

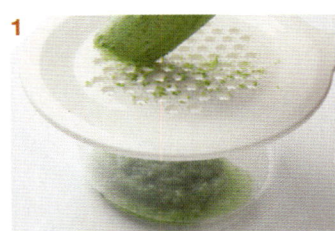

1

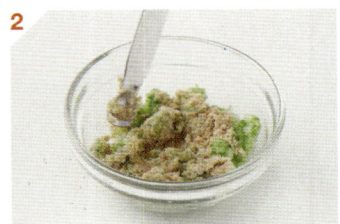

2

🟠 **재료**

오이 ⅓개, 쌀겨 가루 1큰술

🟠 **만드는 법**

1 오이는 잘 씻어 강판에 간다.
2 1에 쌀겨 가루를 넣어 잘 섞는다.

🟠 **사용 방법**

눈가와 입가를 제외하고 얼굴 전체에 골고루 펴 바른다.
15분 정도 지난 뒤 미지근한 물로 세안한다.

TIP
팩에 수분이 많아 피부에 직접 바르기 어려운 경우도 있다. 이런 경우에는 마스크 시트를 물에 적셔 잘 짠 후 얼굴에 올려놓고 팩 전용 붓을 이용해 바르면 좋다.

AUTUMN

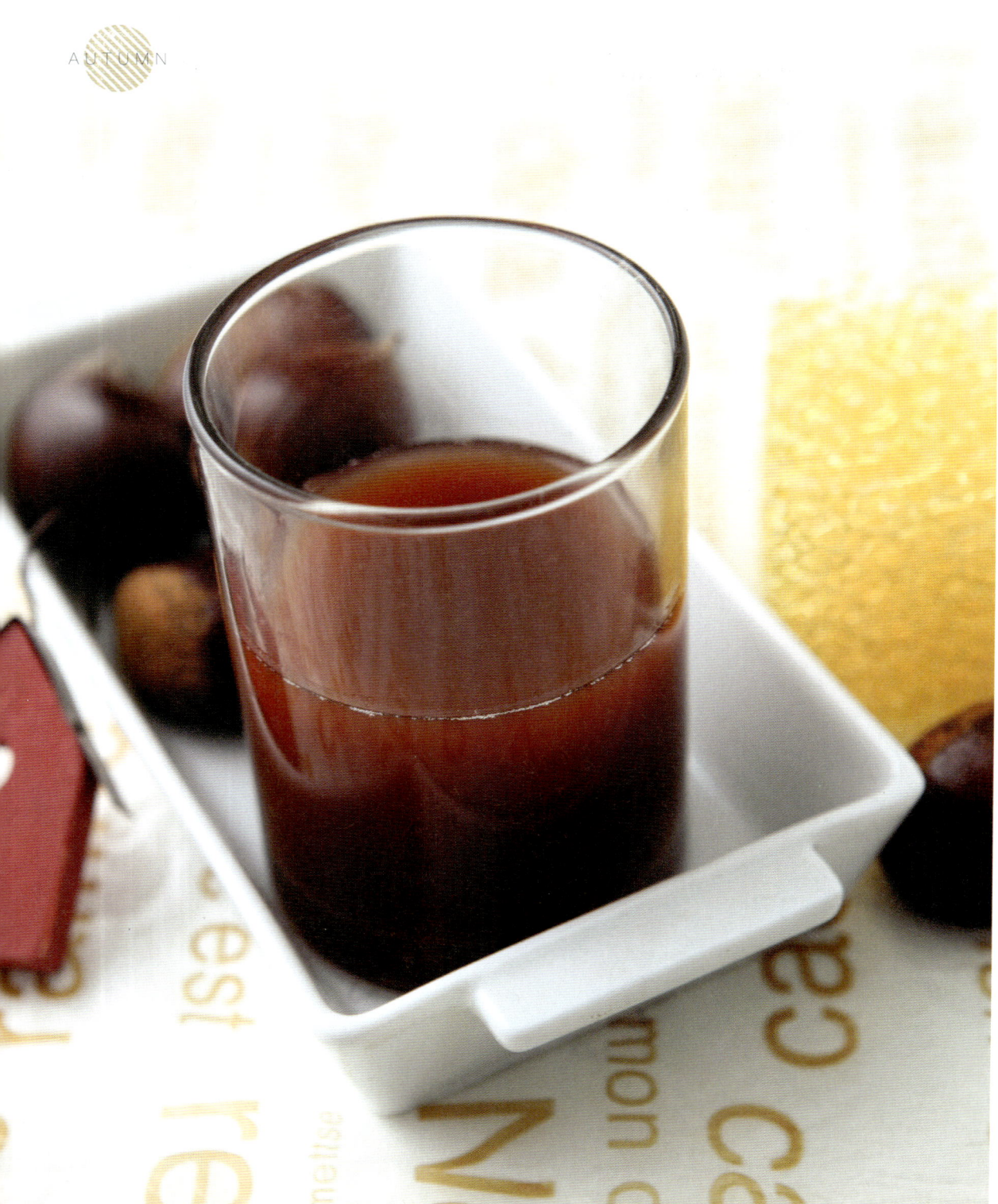

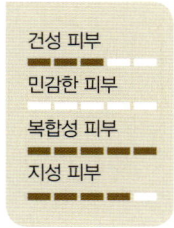

건성 피부
민감한 피부
복합성 피부
지성 피부

율피 가루는 밤의 속껍질을 말려 간 것으로 탄닌 성분이 풍부해 피부 노화 방지, 기미, 주근깨 등 잡티 제거에 효과적이며 특히 모공 수축에도 좋다.

모공 수축에 특히 좋은
율피 흑설탕 아로마팩

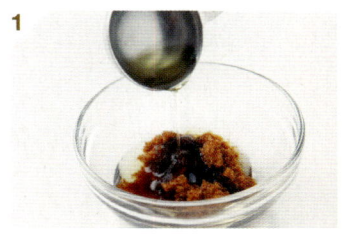

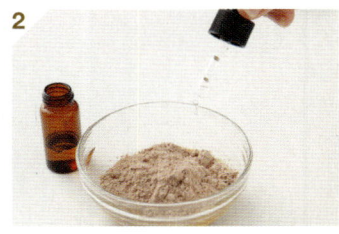

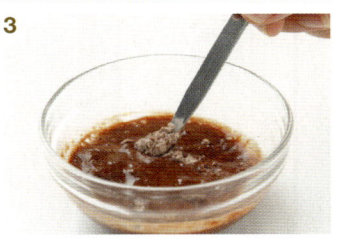

● 재료
율피 가루 2큰술, 흑설탕 1큰술, 꿀 ½큰술, 로즈마리 에센셜오일 1~2방울

● 만드는 법
1 흑설탕에 중탕한 꿀을 넣어 덩어리가 생기지 않도록 잘 섞는다
  (꿀 중탕 방법은 9페이지 참조).
2 1에 율피 가루와 로즈마리 에센셜오일을 넣는다.
3 덩어리가 생기지 않도록 잘 섞는다.

● 사용 방법
눈가와 입가를 제외하고 얼굴 전체에 골고루 펴 바른다.
15분 정도 지난 뒤 미지근한 물로 세안한다.

> **TIP**
> **모공 수축엔 율피 가루가 최고**
> 율피 가루는 거친 피부를 부드럽게 하고 모공을 수축하는 효과가 매우 뛰어난 재료다. 모공이 넓거나 여드름 자국 때문에 지저분한 피부에 율피 가루팩을 꾸준히 사용하면 매우 효과적이다.

AUTUMN

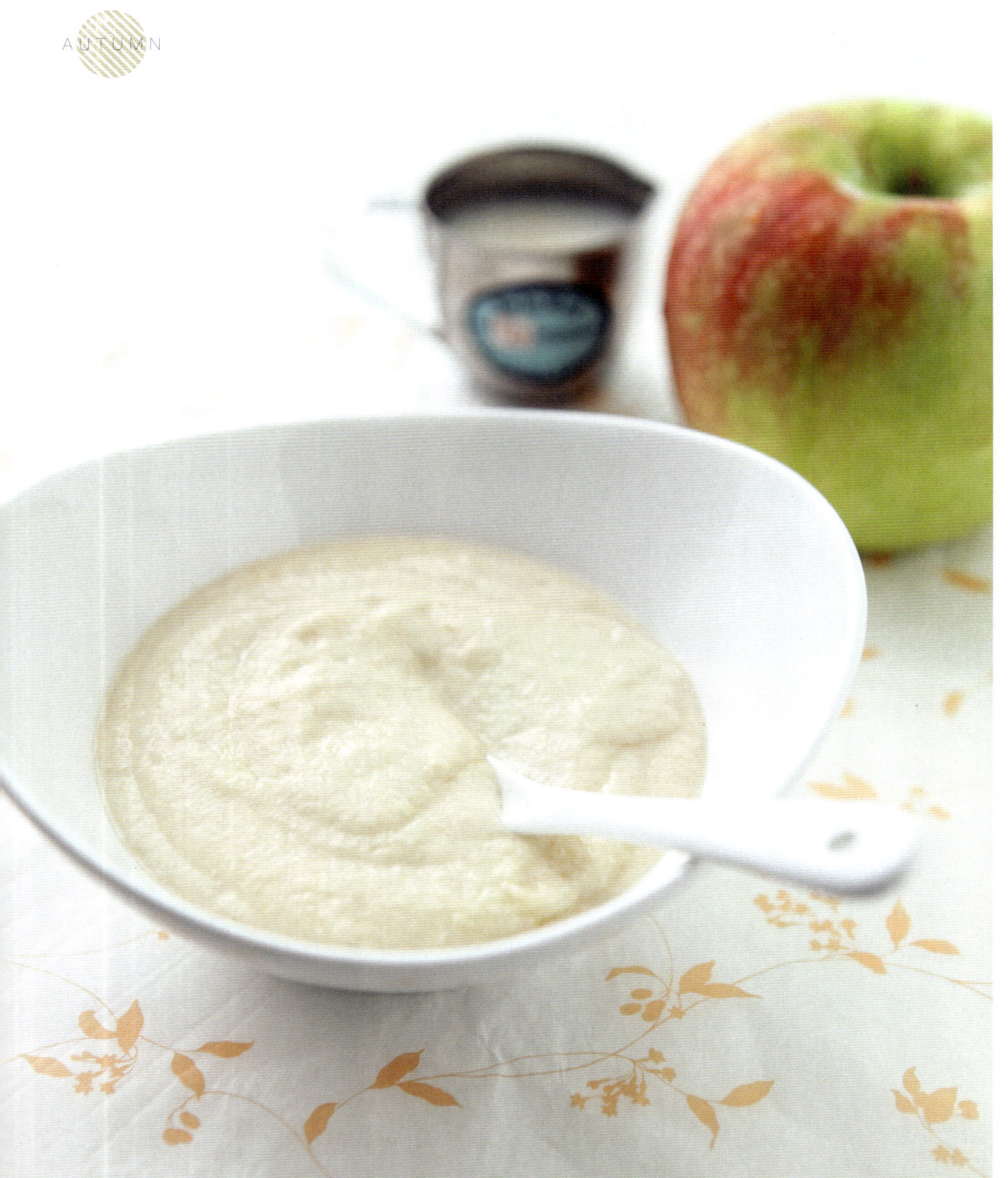

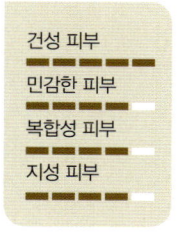

건성 피부
민감한 피부
복합성 피부
지성 피부

가을을 대표하는 과일인 사과에는 과일산(AHA) 성분과 당분이 풍부하게 들어 있어 각질 제거에 효과적이며 플레인 요구르트는 보습과 영양 공급에 효과적이다.

각질 제거와 영양 공급에 특히 좋은
사과 요구르트팩

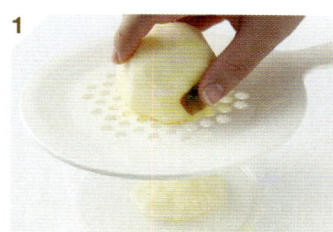
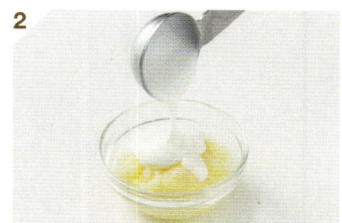

🟤 재료
사과 1개, 플레인 요구르트 1개

🟤 만드는 법
1 껍질을 깐 사과를 강판에 곱게 간다.
2 1에 플레인 요구르트를 넣고 잘 섞는다.

🟤 사용 방법
눈가와 입가를 제외하고 얼굴 전체에 골고루 펴 바른다.
15분 정도 지난 뒤 미지근한 물로 세안한다.

AUTUMN

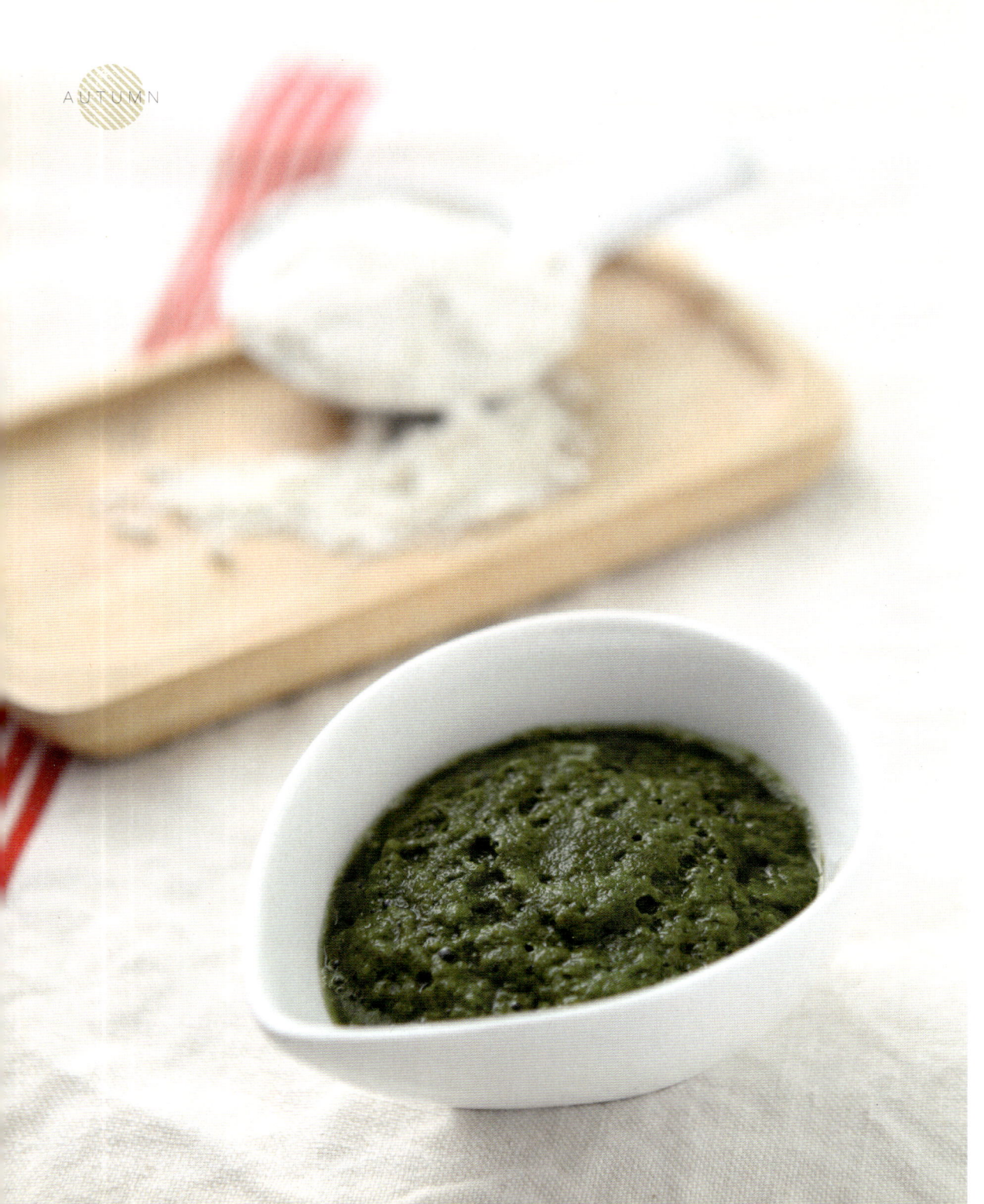

1년 365일 아름답게 계절별 천연팩

셀러리는 혈액순환을 원활하게 하고, 피부 톤을 환하게 하는 데 효과적이다. 당근은 각질이나 피지를 제거하고 피부 트러블을 잠재우는 데 효과가 뛰어나다.

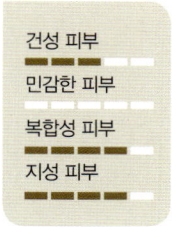

건성 피부
민감한 피부
복합성 피부
지성 피부

피부 트러블에 특히 좋은
셀러리 당근팩

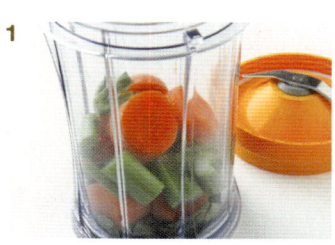

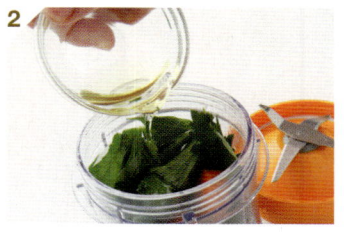

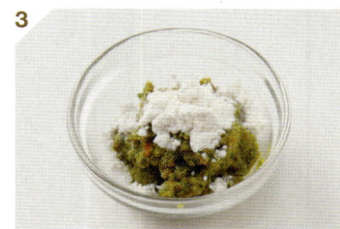

◉ 재료

셀러리 1개, 당근 ½개, 달걀 1개, 밀가루 1작은술

◉ 만드는 법

1 셀러리와 당근을 깨끗이 씻어 적당한 크기로 썰어 믹서에 담는다.
2 달걀의 흰자를 믹서에 넣고 1과 함께 간다.
3 2에 밀가루를 조금씩 더해 농도를 조절한다.

◉ 사용 방법

눈가와 입가를 제외하고 얼굴 전체에 골고루 펴 바른다.
15분 정도 지난 뒤 미지근한 물로 세안한다.

TIP

피부가 건성이라면
달걀흰자보다 노른자를 넣어 사용하는 것이 더 효과적이다.

AUTUMN

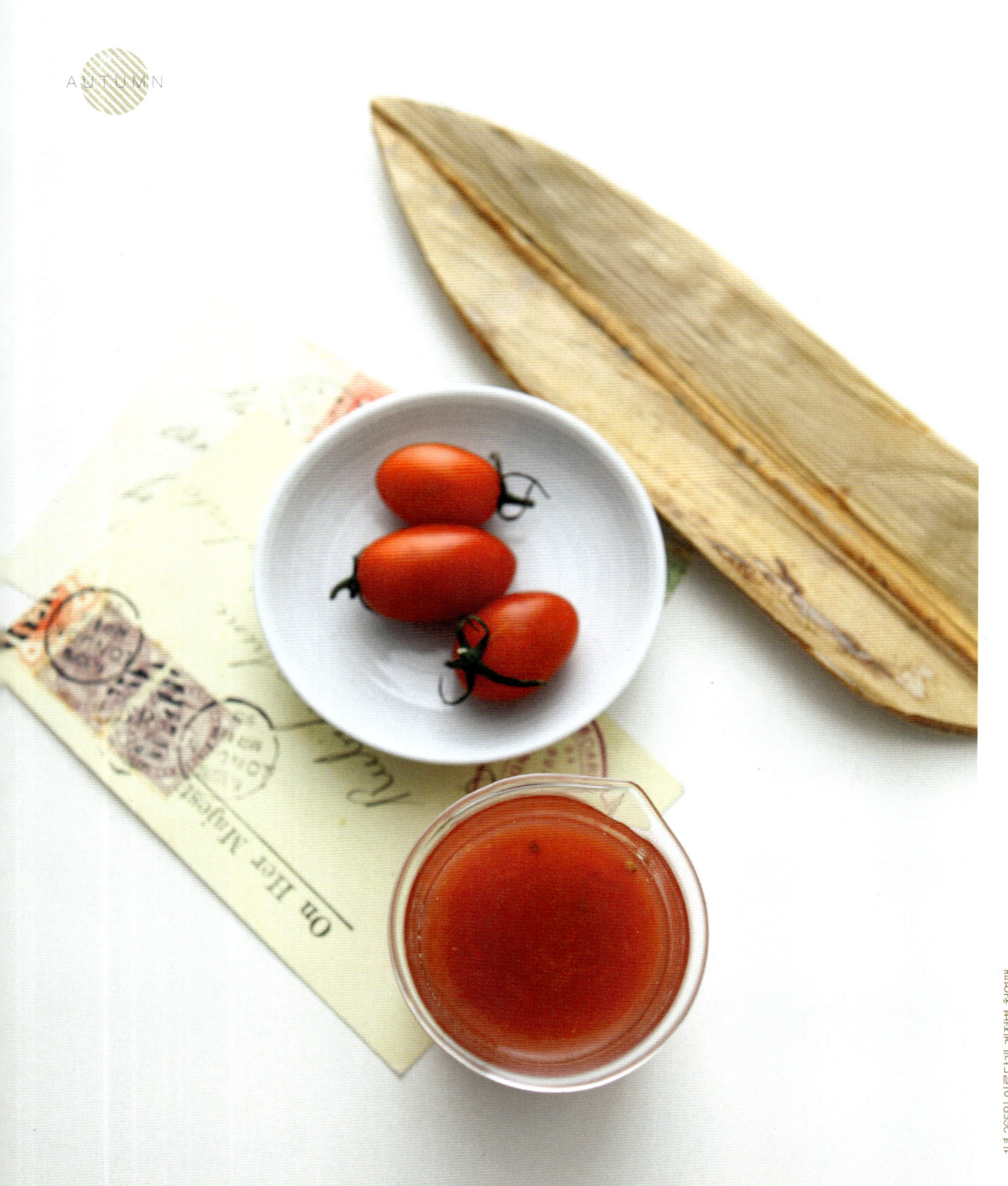

1년 365일 이름달게 계절별 천연팩

건성 피부
민감한 피부
복합성 피부
지성 피부

토마토와 식초에 들어 있는 비타민E 성분은 피부 노화의 주범인 과산화지질을 억제하고 세포의 원활한 신진대사를 도와 잔주름이나 처진 피부에 효과적이다.

노화 방지에 특히 좋은
토마토 사과 발효식초팩

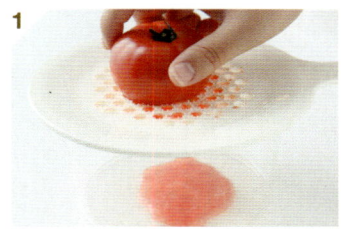

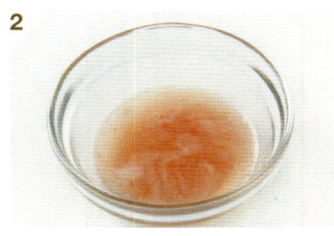

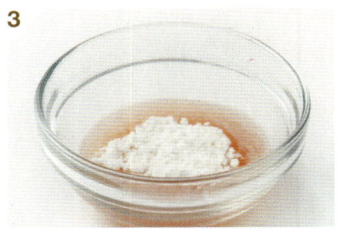

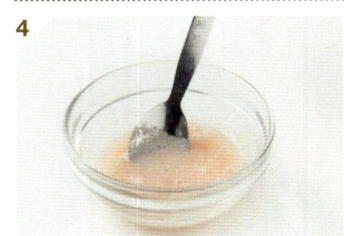

재료
토마토 1개, 밀가루 1작은술, 사과 발효식초 ½작은술

만드는 법
1 토마토를 깨끗이 씻어 강판에 곱게 간다.
2 1을 거즈에 담아 즙을 낸다.
3 토마토 즙 3작은술에 밀가루와 사과 발효식초를 넣는다.
4 덩어리가 생기지 않도록 골고루 잘 섞는다.

사용 방법
눈가와 입가를 제외하고 얼굴 전체에 골고루 펴 바른다.
10분 정도 지난 뒤 미지근한 물로 세안한다.

TIP
패치 테스트가 필수
식초는 강한 산성이므로 피부가 민감한 경우 반드시 패치 테스트를 해야 한다. 팩을 만들 때에는 일반 양조 식가가 아닌 천연 발효식초를 사용하도록 한다.

AUTUMN

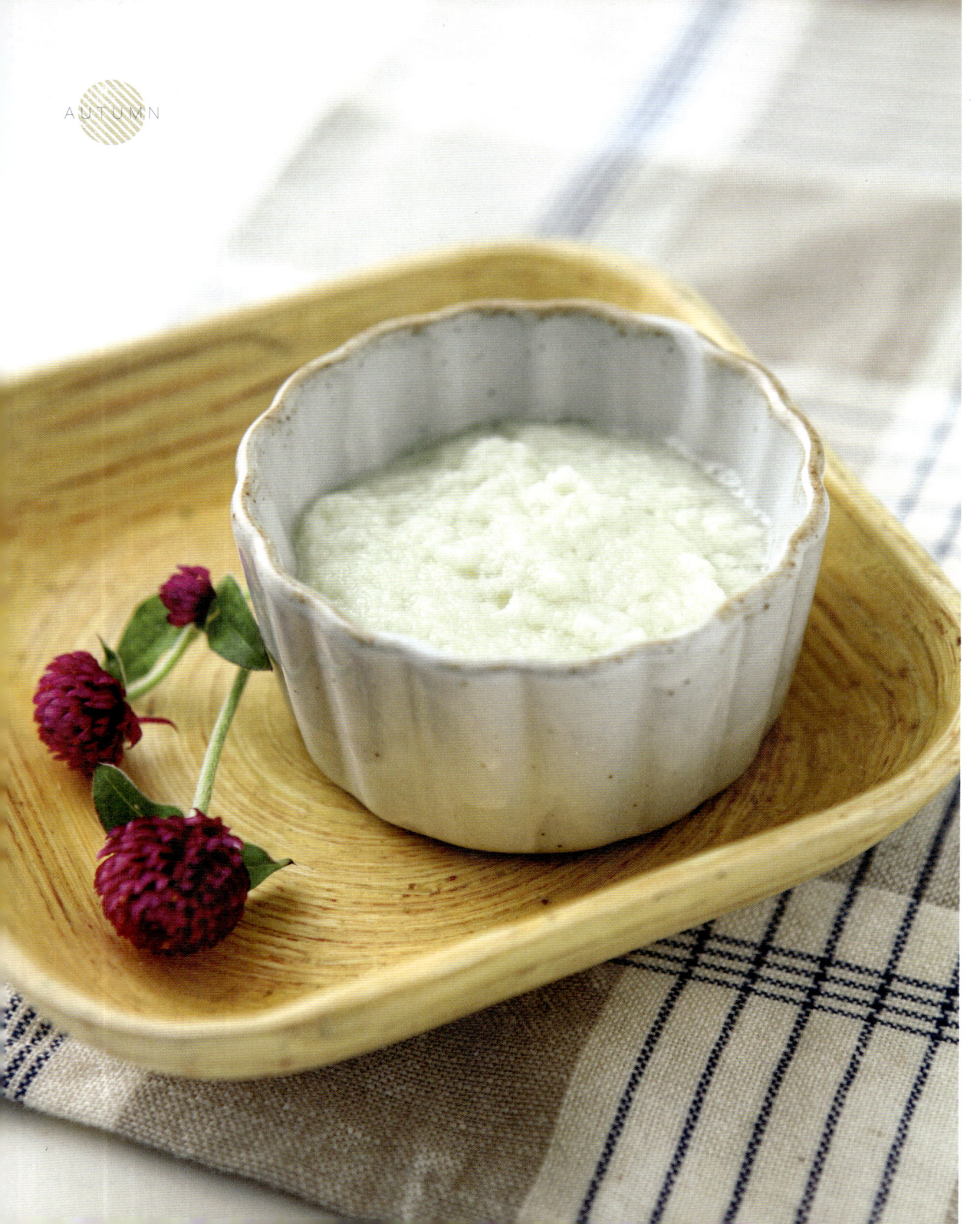

1년 365일 이름답게 계절별 천연팩

| 건성 피부 |
| 민감한 피부 |
| 복합성 피부 |
| 지성 피부 |

양배추에는 구연산, 사과산, 호박산 등의 유기산이 풍부하게 들어 있어 여드름 피부와 알레르기 피부에 매우 효과적이다.

피부 트러블에 특히 좋은
양배추 녹두팩

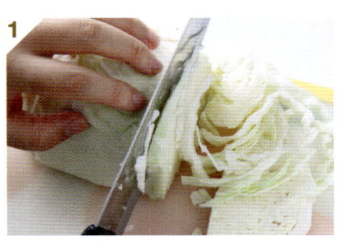

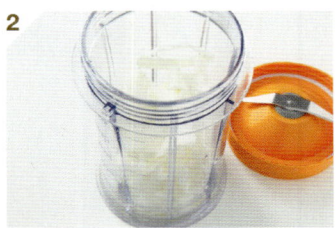

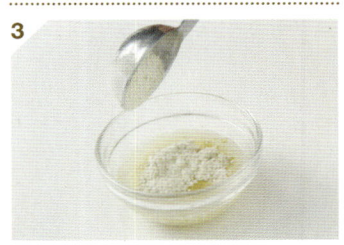

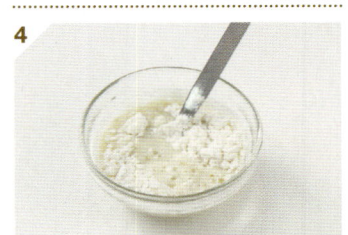

🥬 재료
양배추 ½개, 녹두 가루 1작은술, 물 1큰술, 밀가루 ½작은술

🥬 만드는 법
1 깨끗이 씻은 양배추는 채썬다.
2 1에 물을 넣고 믹서로 곱게 간다.
3 2에 녹두 가루를 넣는다.
4 밀가루를 조금씩 넣고 잘 섞어 농도를 조절한다.

🥬 사용 방법
눈가와 입가를 제외하고 얼굴 전체에 골고루 펴 바른다.
10분 정도 지난 뒤 미지근한 물로 세안한다.

오랫동안 사용하면 더욱 좋은 양배추
양배추 녹두팩을 일주일 2~3번씩 6개월 이상 꾸준히 하면 놀라울 정도로 피부가 좋아진다. 이는 양배추에 있는 풍부한 유기산 때문인데 갈아서 6개월 이상 꾸준히 먹으면 피를 맑게 해 피부뿐 아니라 건강에도 좋다.

AUTUMN

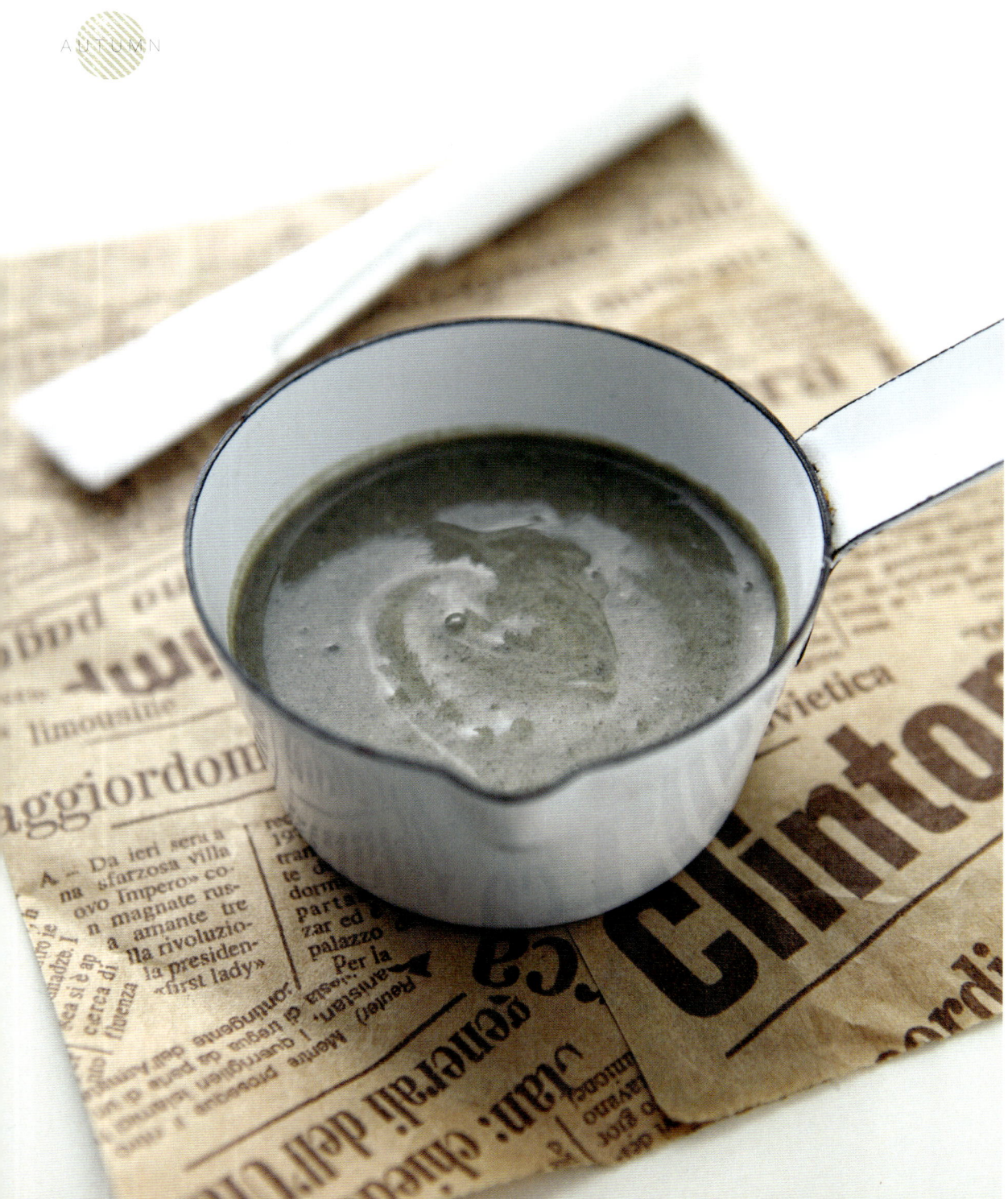

1년 365일 아름답게 계절밥 천연팩

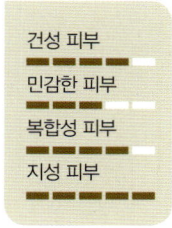

건성 피부
민감한 피부
복합성 피부
지성 피부

녹두는 미백과 화장독 해독에 뛰어난 효과가 있어 화장을 자주 하는 여성들에게 특히 좋다. 또한 플레인 요구르트는 피부 노화를 완화시키고 보습에 효과적이다.

화장독 해독에 특히 좋은
녹두 요구르트팩

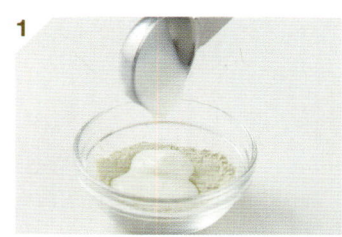
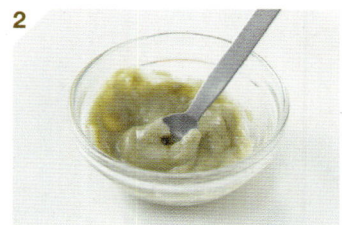

재료
녹두 가루 2큰술, 플레인 요구르트 1큰술

만드는 법
1 녹두 가루에 플레인 요구르트를 넣는다.
2 덩어리가 생기지 않도록 골고루 잘 섞는다.

사용 방법
눈가와 입가를 제외하고 얼굴 전체에 골고루 펴 바른다.
15분 정도 지난 뒤 미지근한 물로 세안한다.

> **TIP**
> **녹두 가루로 세안한다.**
> 민감한 피부, 햇볕에 자극 받은 피부, 여드름 등 트러블이 많은 피부라면 아침저녁 녹두 가루를 1작은술 넣은 물로 세안해보자. 눈에 띄게 피부의 붉은 기가 사라지면서 진정 효과를 볼 수 있다.

AUTUMN

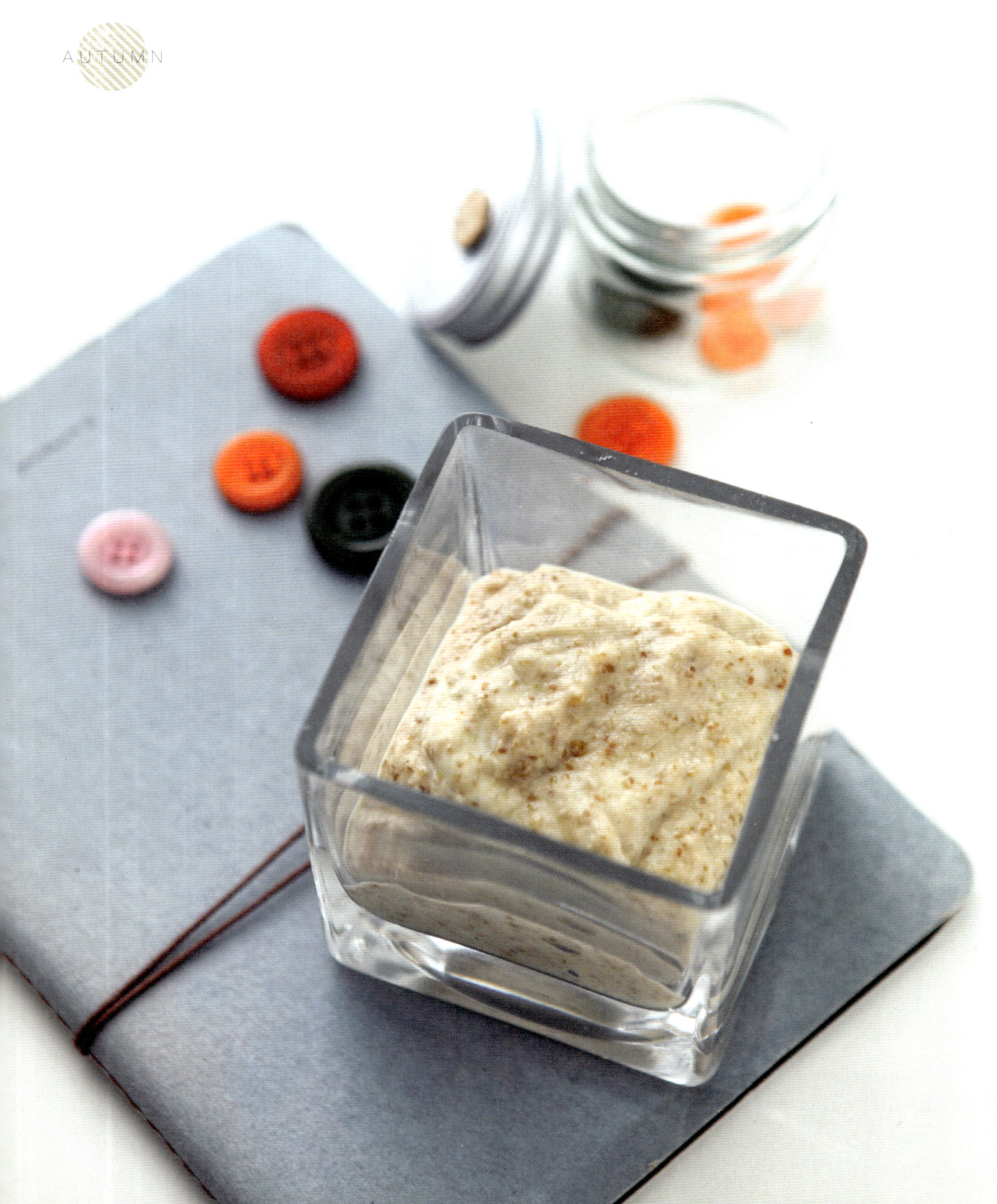

1년 365일 이름답게 계절클 천연팩

| 건성 피부 |
| 민감한 피부 |
| 복합성 피부 |
| 지성 피부 |

사과의 유기산은 오래된 각질을 제거해준다. 특히 사과에 보습 효과가 좋은 꿀을 첨가하면 가을철 건조한 날씨로 생기기 쉬운 잔주름 예방에 매우 효과적이다.

잔주름 예방에 특히 좋은
꿀 사과팩

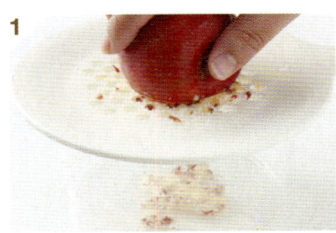
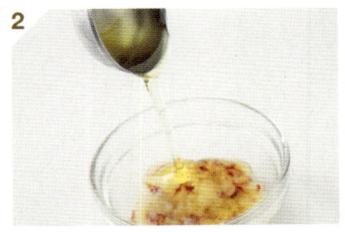
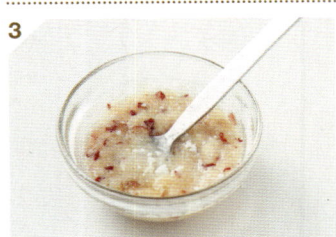

🟤 재료
사과 1개, 꿀 1큰술, 밀가루 2큰술

🟤 만드는 법
1 사과를 잘 씻어 껍질째 강판에 간다.
2 1에 중탕한 꿀을 넣는다(꿀 중탕 방법은 9페이지 참조).
3 2에 밀가루를 넣고 잘 섞는다.

🟤 사용 방법
눈가와 입가를 제외하고 얼굴 전체에 골고루 펴 바른다.
10분 정도 지난 뒤 미지근한 물로 세안한다.

TIP
사과를 껍질째 사용할 때는 농약 제거를 위해 식초나 청주를 한 방울 넣은 물에 5분 정도 담갔다가 깨끗이 헹궈 사용하는 것이 좋다.

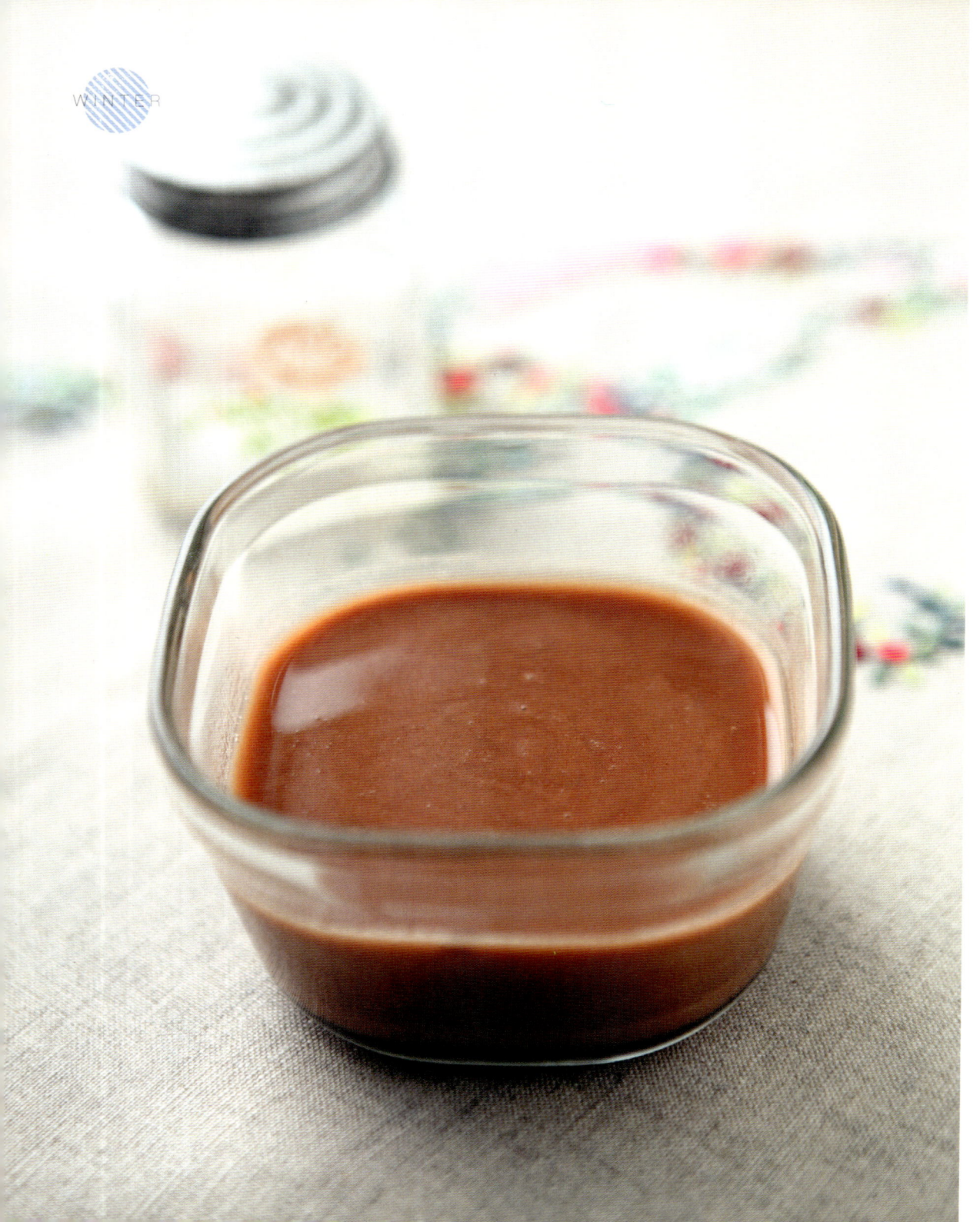

| 건성 피부 |
| 민감한 피부 |
| 복합성 피부 |
| 지성 피부 |

노화 방지에 효과적인 율피와 각질 제거에 탁월한 흑설탕, 보습에 효과적인 꿀을 섞어 만든 팩은 건조하고 차가운 날씨와 난방으로 예민해진 겨울철 피부에 매우 좋다.

겨울철 예민한 피부에 특히 좋은
율피 흑설탕 꿀팩

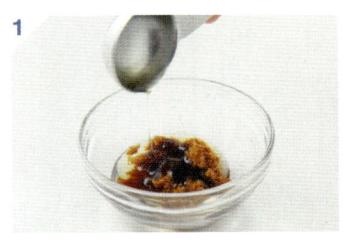

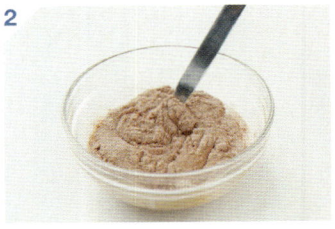

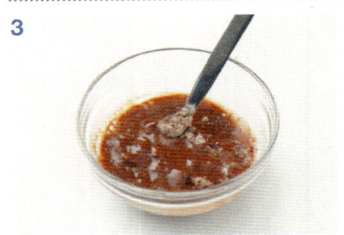

💧 **재료**

흑설탕 1큰술, 꿀 1큰술, 율피 가루 2큰술, 글리세린 ½큰술

💧 **만드는 법**

1 흑설탕에 중탕한 꿀을 넣어 덩어리가 생기지 않도록 잘 섞는다
  (꿀 중탕 방법은 9페이지 참조).
2 1에 율피 가루를 넣고 잘 섞는다.
3 2에 글리세린을 넣고 골고루 섞는다.

💧 **사용 방법**

눈가와 입가를 제외하고 얼굴 전체에 골고루 펴 바른다.
10분 정도 지난 뒤 미지근한 물로 닦아낸다.

> **TIP**
>
> **율피 알로에젤팩**
>
> 율피 가루와 알로에젤을 1:1 비율로 섞는다. 코, 턱, 볼 등 모공이 넓어 고민인 부위에 일주일에 2~3회씩 꾸준히 팩을 하면 모공을 수축하는 데 효과적이다.

WINTER

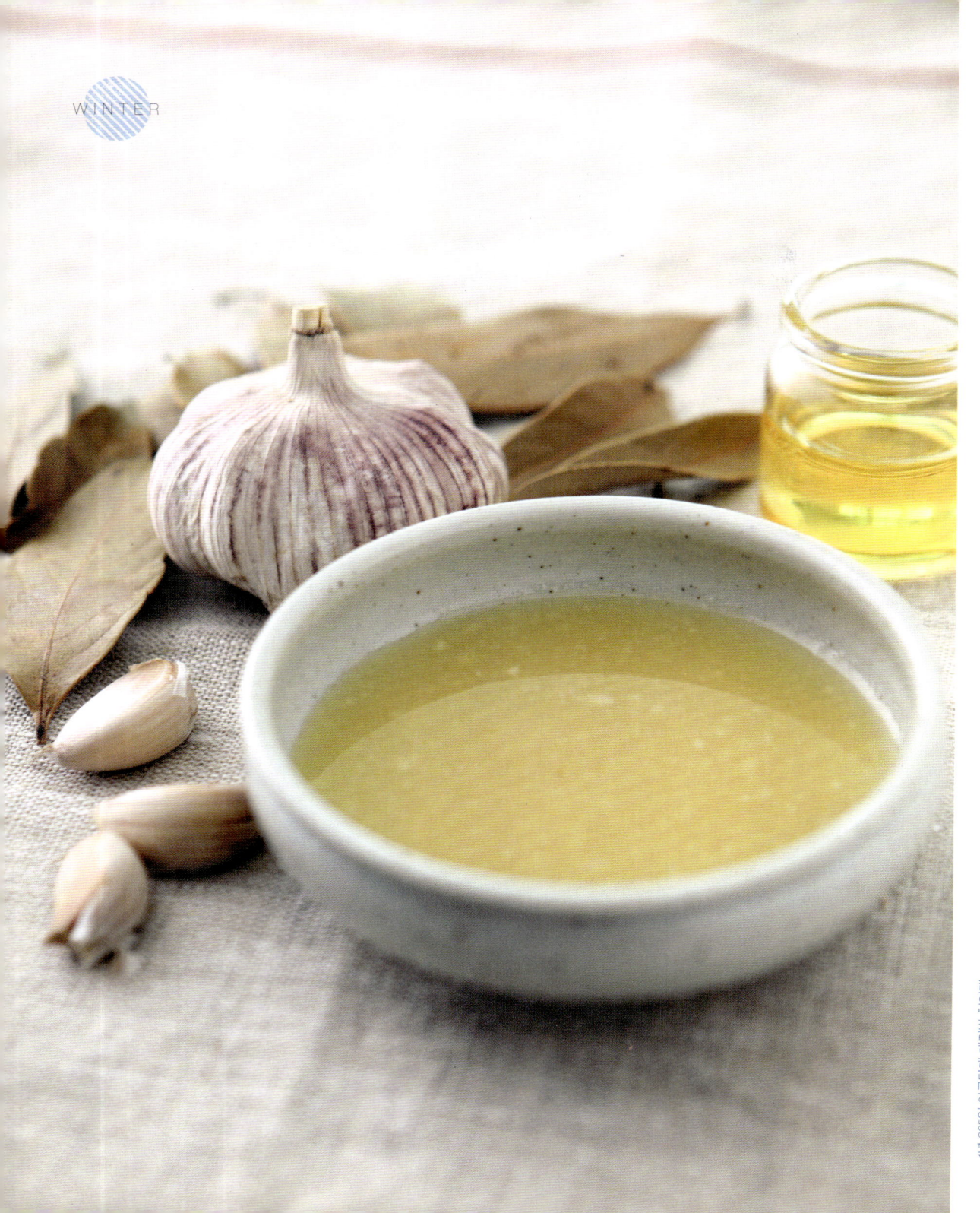

건성 피부
민감한 피부
복합성 피부
지성 피부

마늘은 피부 속 노폐물을 배출시키고 영양 성분을 피부 깊숙이 공급한다. 또한 여드름 치료, 기미와 잔주름 예방에 효과적이다.

미백에 특히 좋은
마늘 꿀팩

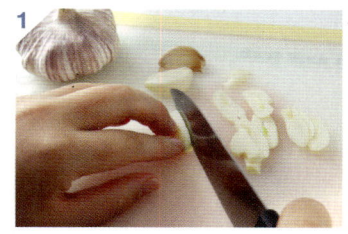

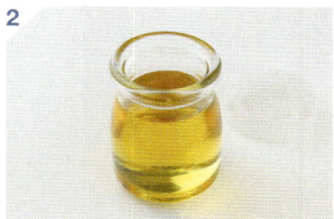

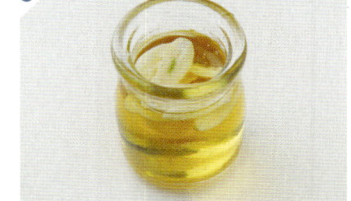

● 재료

마늘 3쪽, 꿀 5큰술

● 만드는 법

1 마늘은 껍질을 까고 깨끗이 씻어 얇게 썬다.
2 병에 중탕한 꿀을 담는다(꿀 중탕 방법은 9페이지 참조).
3 2에 마늘을 넣은 뒤 뚜껑을 닫고 밀폐시켜서 서늘한 곳에 3일 정도 보관한 후 사용한다.

● 사용 방법

눈가와 입가를 제외하고 얼굴 전체에 골고루 펴 바른다. 손으로 부드럽게 마사지한 후 랩이나 스팀 타월로 덮는다. 10분 정도 지난 뒤 미지근한 물로 세안한다. 랩으로 덮을 경우에는 마스크 시트 모양으로 눈, 코, 입 부분을 뚫어 사용한다.

TIP

1 며칠 보관해서 사용해야 하므로 팩을 담을 병은 뜨거운 물로 깨끗이 소독한다.
2 마늘의 성분이 꿀 속으로 스며야 팩이 완성된다. 대부분 3일 정도 지나면 사용할 수 있으며 한 번에 3회 분량 정도 만들어두고 사용하면 좋다. 팩을 사용할 때는 남은 팩이 상하지 않도록 깨끗한 용기에 필요한 만큼 덜어서 사용한다.

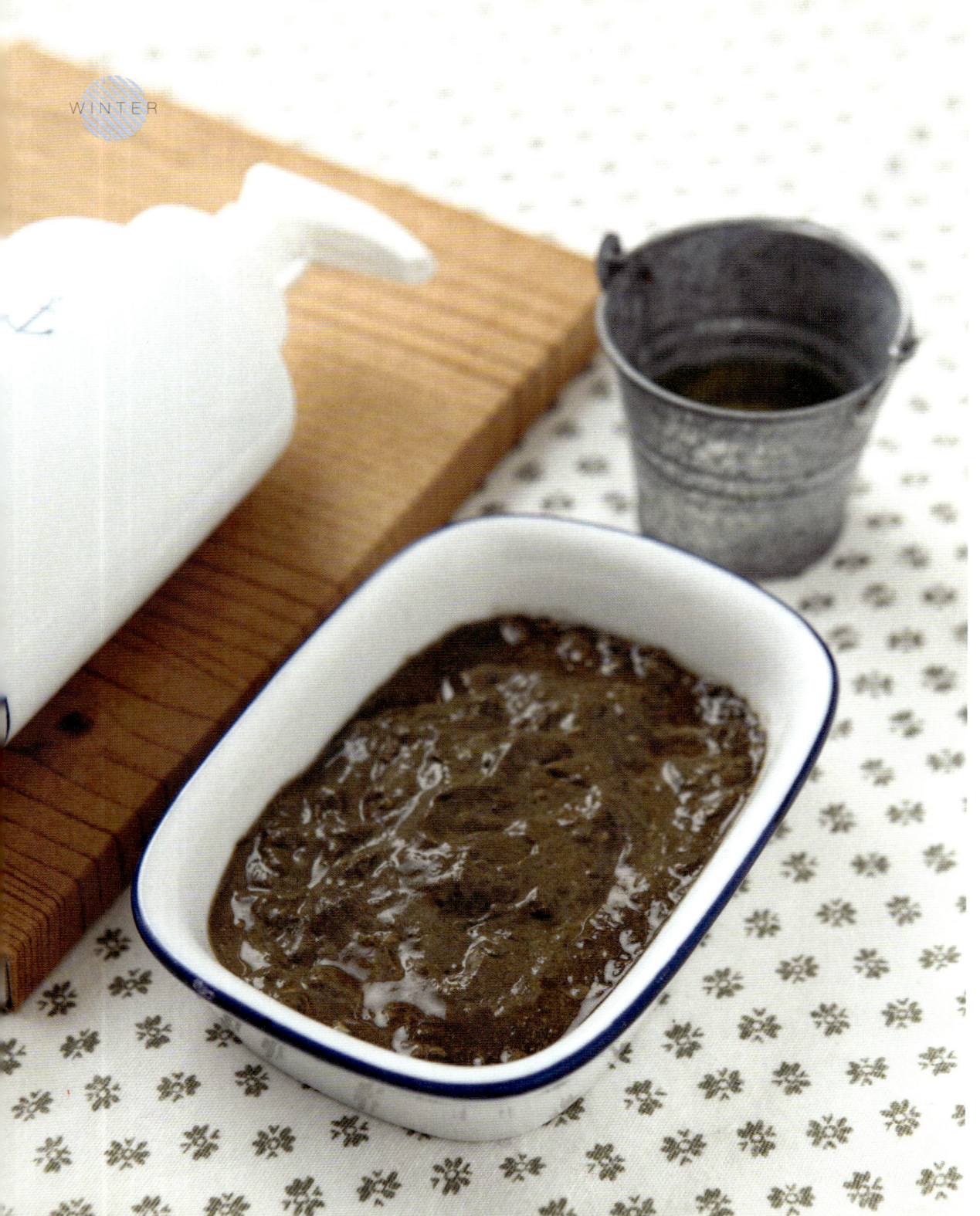

| 건성 피부 |
| 민감한 피부 |
| 복합성 피부 |
| 지성 피부 |

구기자에는 비타민C와 필수 아미노산이 풍부하여 피부 노화를 방지하고 영양을 공급해준다. 피부를 청결하게 해주는 해초 가루를 함께 사용하면 피부의 붉은기를 개선시키고 모공 축소, 보습에 효과적이다.

노화 방지에 특히 좋은
구기자 해초팩

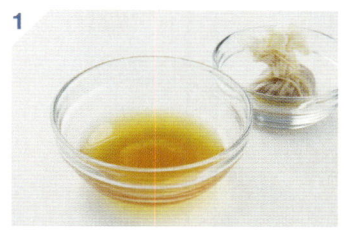

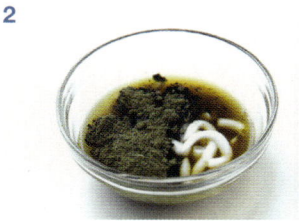

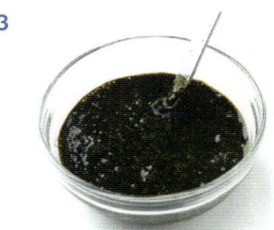

● 재료
구기자 3g, 해초 가루 ½큰술, 영양크림 1큰술

● 만드는 법
1 구기자를 끓는 물에 넣고 약불에서 약 20분 정도 우려낸다.
2 구기자 우린 물 1큰술에 해초 가루와 영양크림을 넣는다.
3 영양크림이 뭉치지 않도록 잘 섞는다.

● 사용 방법
눈가와 입가를 제외하고 얼굴 전체에 골고루 펴 바른다.
10분 정도 지난 뒤 미지근한 물로 닦아낸다.

TIP
구기자는 시중에 판매되고 있는 구기자 티백을 사용해도 된다.

WINTER

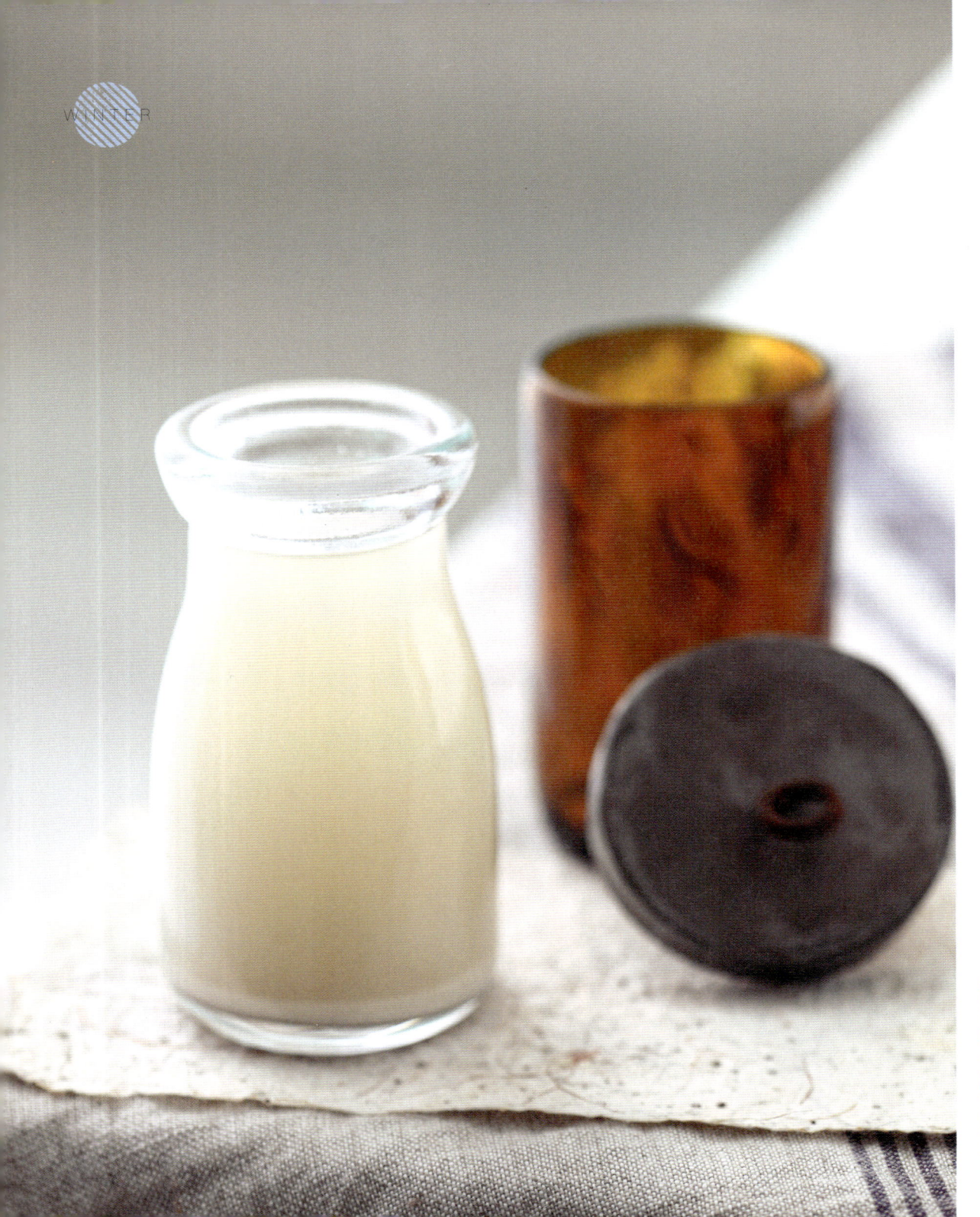

1년 365일 아름답게 개절별 천연팩

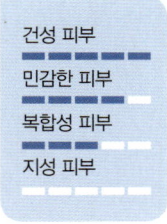

건성 피부
민감한 피부
복합성 피부
지성 피부

오트밀은 피부 타입을 가리지 않고 사용할 수 있는 재료 중 하나로 보습에 좋다. 와인의 경우 각질을 제거하고 피부 탄력을 좋게 하므로 진정 효과가 있다.

보습에 특히 좋은
오트밀 꿀 와인팩

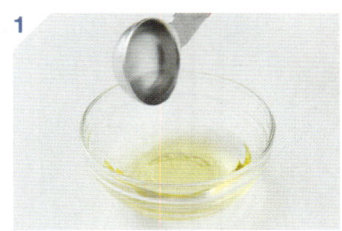
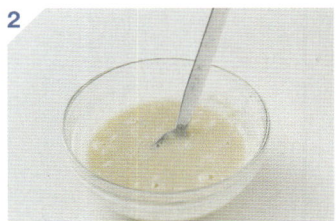

● **재료**
꿀 1큰술, 화이트 와인 3큰술, 오트밀 가루 1큰술

● **만드는 법**
1 중탕한 꿀에 화이트 와인을 넣고 잘 섞는다(꿀 중탕 방법은 9페이지 참조).
2 1에 오트밀 가루를 조금씩 더해 농도를 조절한다.

● **사용 방법**
눈가와 입가를 제외하고 얼굴 전체에 골고루 펴 바른다.
15분 정도 지난 뒤 미지근한 물로 세안한다.

TIP
팩에 비타민E 캡슐을 1개 넣어 가볍게 마사지하듯 사용해도 좋다.

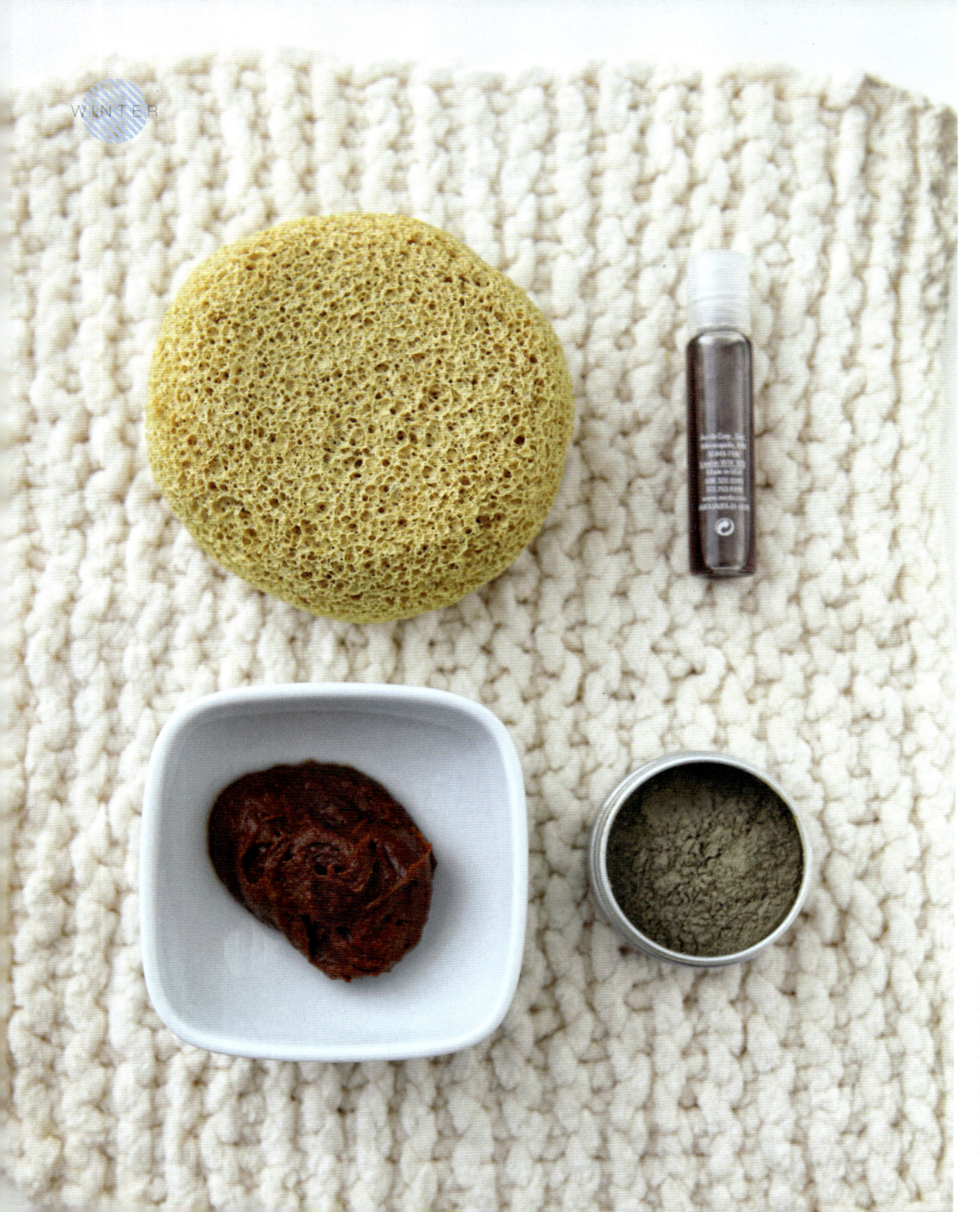

WINTER

1년 365일 아름답게 개슬을 천여팩

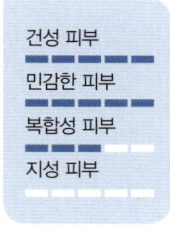

건성 피부
민감한 피부
복합성 피부
지성 피부

감초의 글리시리진산과 플라보노이드 성분은 피부를 진정시키고 혈관을 튼튼하게 해주어, 소염 및 피부 진정에 탁월하다. 민감성 피부 또는 트러블 피부에도 효과적이다.

피부 트러블에 특히 좋은
당귀 녹두 감초팩

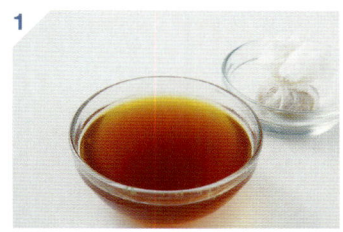

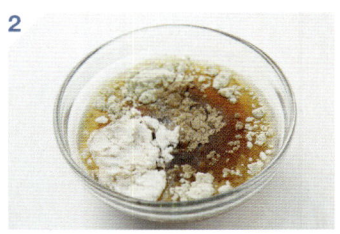

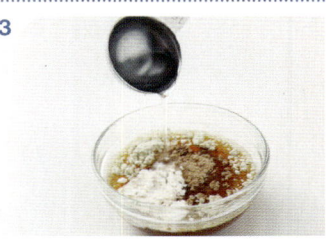

🔵 **재료**

당귀 5g, 녹두 가루 1큰술, 감초 가루 1큰술, 글리세린 ½작은술

🔵 **만드는 법**

1 당귀를 끓는 물에 넣고 약불에서 약 20분 정도 우려낸다.
2 당귀 우린 물 5큰술에 녹두 가루와 감초 가루를 넣는다.
3 2에 글리세린을 넣고 잘 섞는다.

🔵 **사용 방법**

세안한 후 눈가와 입가를 제외하고 얼굴 전체에 골고루 펴 바른다.
10분 정도 지난 뒤 미지근한 물로 닦아낸다.

WINTER

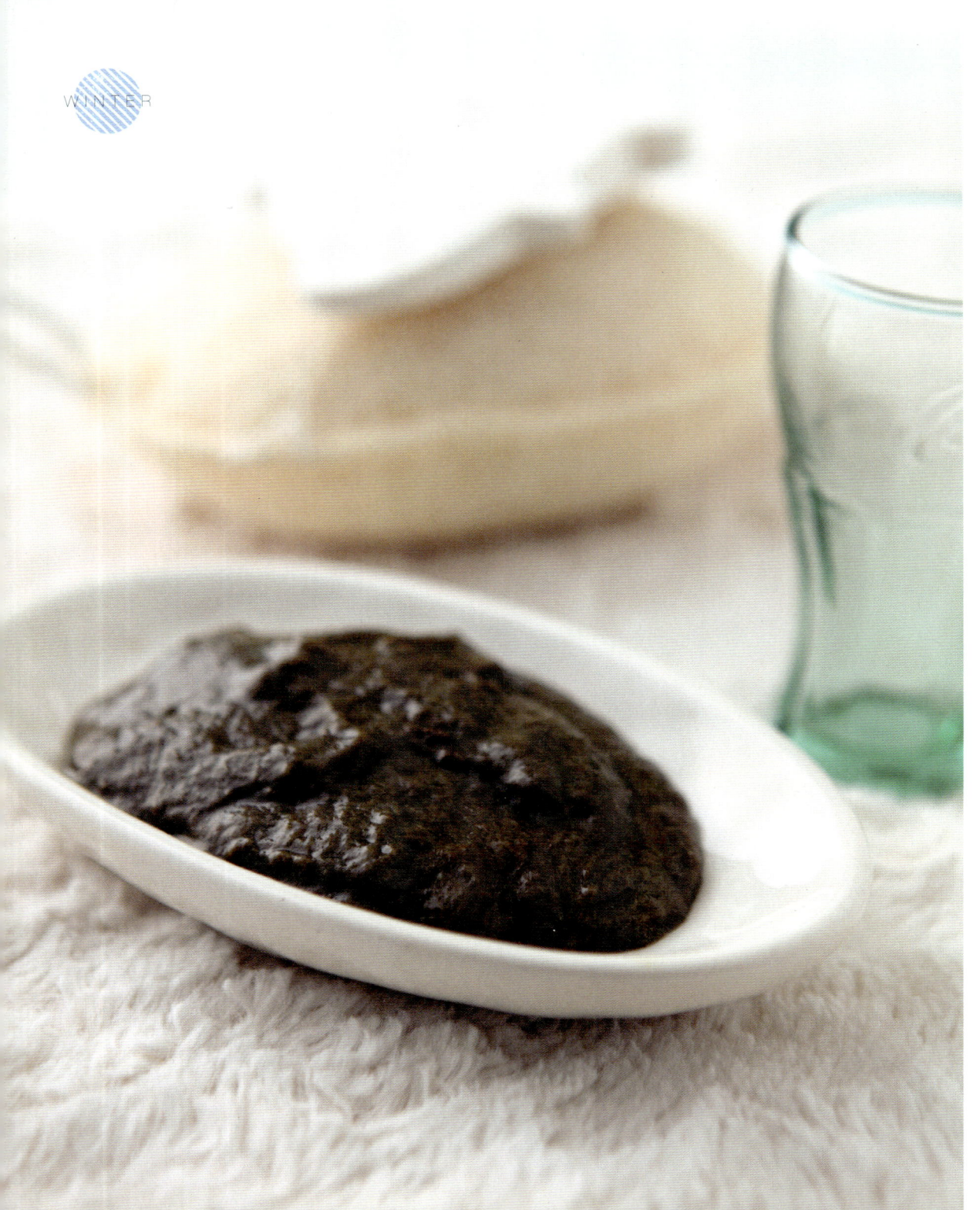

건성 피부
민감한 피부
복합성 피부
지성 피부

율무는 주성분인 탄수화물과 함께 단백질, 무기질, 필수 아미노산, 지방, 식물성 기름, 유기산 등이 함유된 약용 곡물이다. 특히 여드름 피부, 지성 피부에 효과적이다.

지성 피부에 특히 좋은
삼백초 율무팩

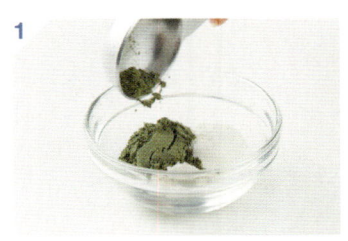
1

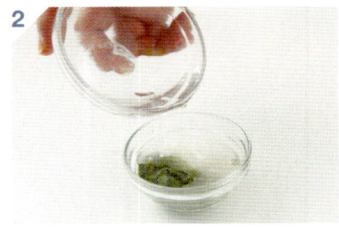
2

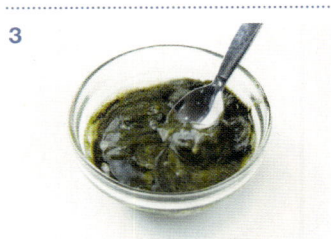
3

🔵 재료
삼백초 가루 2작은술, 율무 가루 1작은술, 오트밀 1작은술, 물 20ml, 올리브오일 ½작은술

🔵 만드는 법
1 삼백초 가루, 율무 가루, 오트밀 가루를 함께 담는다.
2 1에 물을 넣어 걸쭉한 정도로 점도를 조절하여 갠다.
3 2에 올리브오일을 넣고 잘 저어 골고루 섞는다.

🔵 사용 방법
세안한 후 눈가와 입가를 제외하고 얼굴 전체에 골고루 펴 바른다. 10분 정도 지난 뒤 미지근한 물로 닦아낸다.

> **TIP**
> **몸에 좋은 삼백초**
> 삼백초에 있는 칼륨염은 정혈작용과 모세혈관을 건강하게 해주는 기능이 뛰어나다. 따라서 여드름 피부를 진정시키거나 거친 피부의 각질을 제거하여 매끈하게 정돈하는 데 효과적이다. 또한 차로 끓여 마시면 변비에도 좋다.

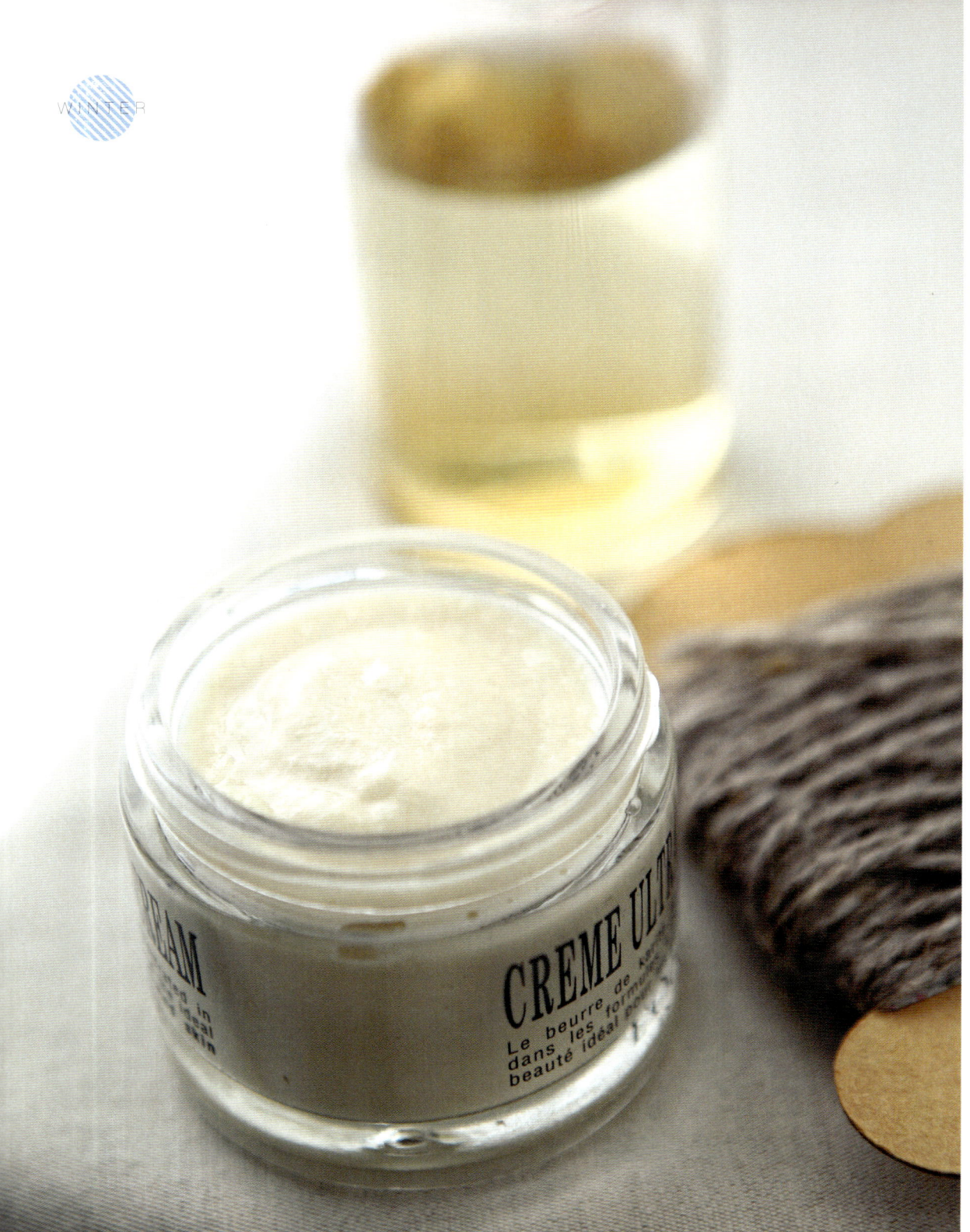

사과는 과일산 성분이 들어 있어 각질 제거, 보습에 좋다. 보리, 현미, 팥과 같은 곡물 가루는 잔주름 예방, 피부 재생에 효과적이다.

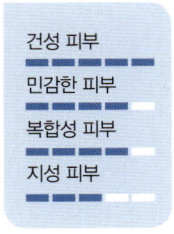

| 건성 피부 |
| 민감한 피부 |
| 복합성 피부 |
| 지성 피부 |

피부 재생에 특히 좋은
사과 곡물팩

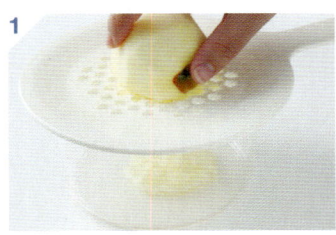

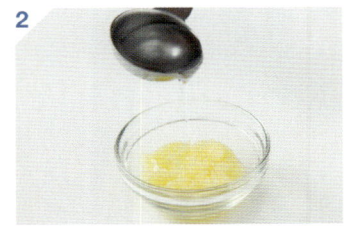

🔹 재료
사과 ⅓개, 곡물 가루 2큰술, 글리세린 1작은술

🔹 만드는 법
1 사과는 깨끗이 씻어 껍질을 벗겨 강판에 곱게 간다.
2 1에 글리세린을 넣고 잘 섞는다.
3 2에 곡물 가루를 더해 농도를 조절한다.

🔹 사용 방법
눈가와 입가를 제외하고 얼굴 전체에 골고루 펴 바른다.
10분 정도 지난 뒤 미지근한 물로 세안한다.

> **TIP**
> 곡물 가루는 쌀, 보리, 밀, 팥, 콩, 오트밀 등 어떤 것을 사용해도 좋다. 집에 있는 곡물을 믹서에 곱게 갈아 사용한다.

WINTER

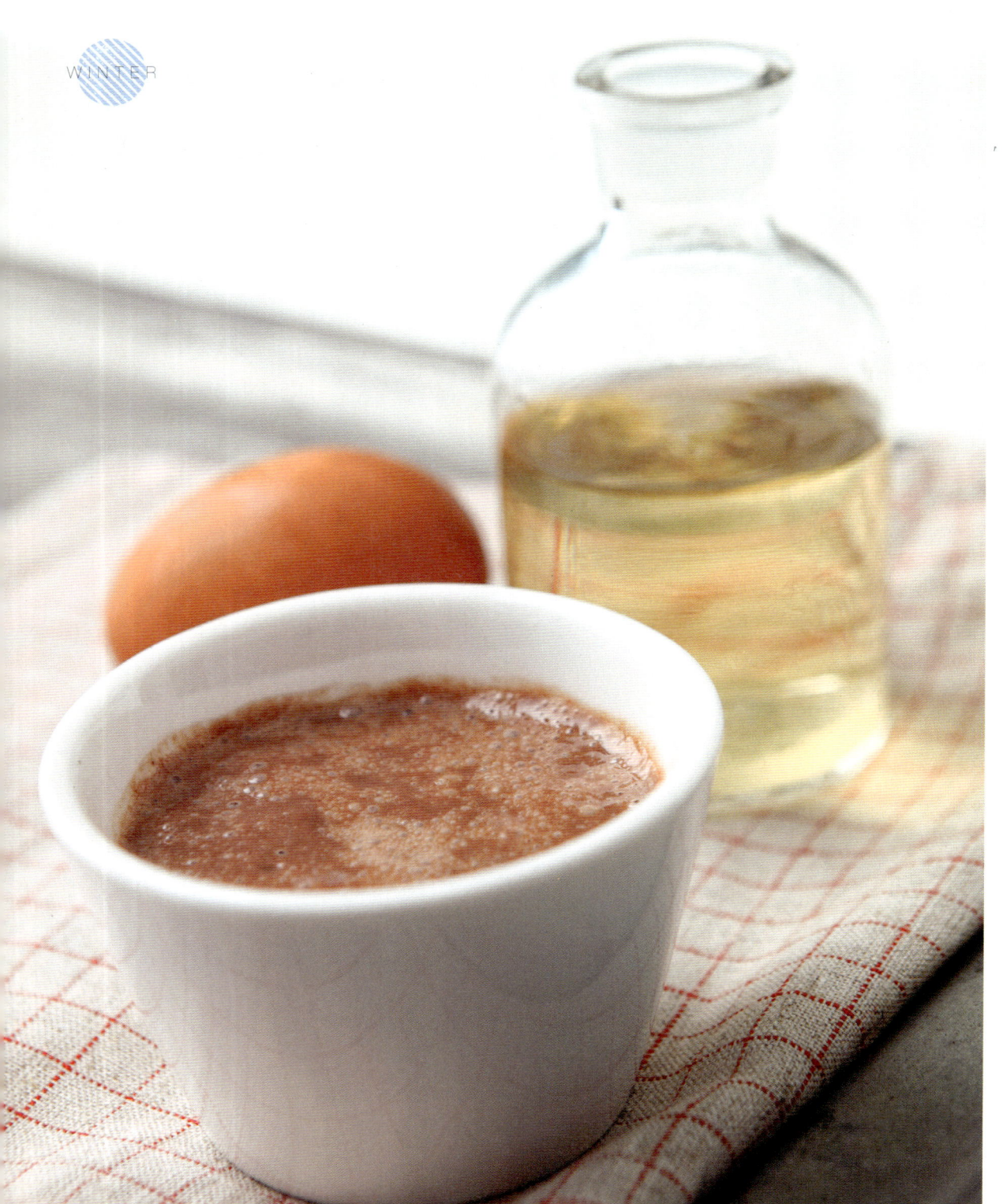

1년 365일 아름답게 계절별 천연팩

| 건성 피부 |
| 민감한 피부 |
| 복합성 피부 |
| 지성 피부 |

피부 노화와 잡티 제거에 좋은 율피와 영양 공급에 탁월한 달걀에 꿀을 섞어 팩을 하면 혈액순환을 도와 피부 톤을 밝게 하는 데 효과적이다.

모공 수축에 특히 좋은
율피 달걀 꿀팩

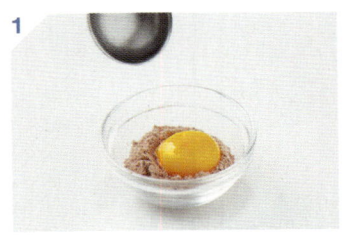

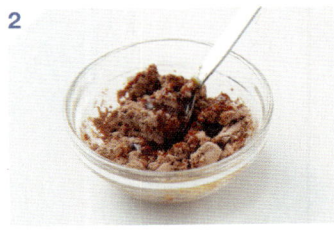

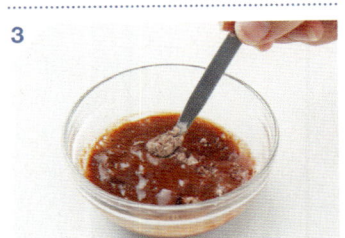

🔵 재료
율피 가루 1큰술, 달걀 1개, 꿀 1큰술

🔵 만드는 법
1 율피 가루에 달걀노른자를 넣는다.
2 달걀노른자가 풀어질 정도로 섞어준다.
3 2에 중탕한 꿀을 넣어 농도를 맞춘다(꿀 중탕 방법은 9페이지 참조).

🔵 사용 방법
눈가와 입가를 제외하고 얼굴 전체에 골고루 펴 바른다.
10분 정도 지난 뒤 미지근한 물로 닦아낸다.

> **TIP**
> **탄력을 더하고 싶다면**
> 모공 수축이 뛰어난 율피 가루에 세정력이 높고 탄력을 더하는 달걀흰자를 넣어보자. 모공을 수축해주는 동시에 피부 탄력을 좋게 한다. 율피 가루 1큰술에 달걀흰자 1개를 섞으면 팩이 완성된다.

WINTER

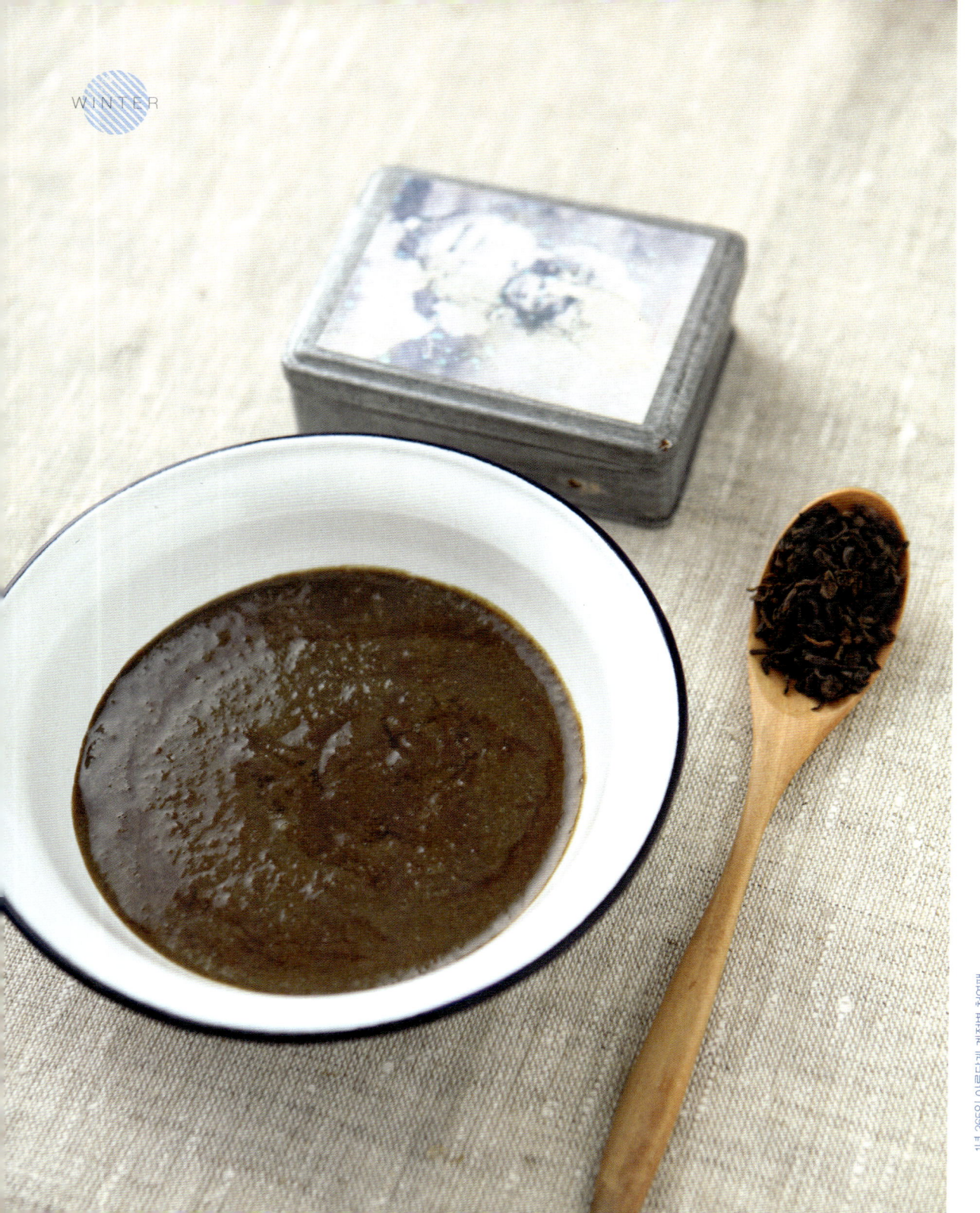

1년 365일 아름답게 계절별 천연팩

| 건성 피부 |
| 민감한 피부 |
| 복합성 피부 |
| 지성 피부 |

비타민C가 풍부하게 들어 있는 감잎은 칙칙하고 어두운 피부 톤을 밝게 하는 데 효과적이며 미네랄이 풍부한 다시마는 피부를 진정시키고 수분을 공급해준다.

미백과 보습에 특히 좋은
감잎 다시마 바나나팩

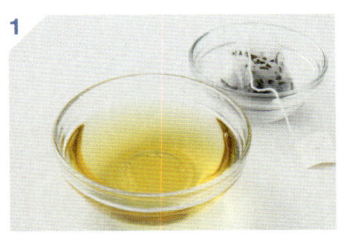
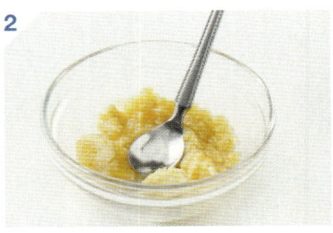
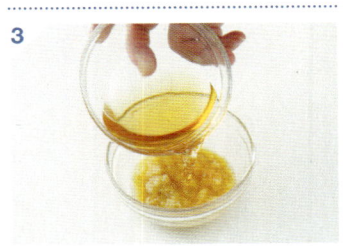
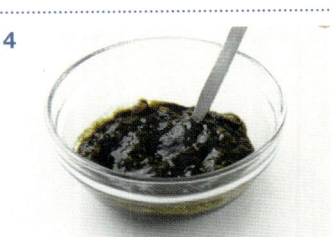

🔵 재료
바나나 ½개, 감잎차 티백 1개, 물 ½컵, 다시마 가루 ½큰술, 올리브오일 ½큰술, 글리세린 1작은술

🔵 만드는 법
1 감잎차 티백을 60℃ 물에 5분 정도 우려낸다.
2 바나나는 껍질을 벗겨 적당한 크기로 썰고 숟가락으로 으깬다.
3 2에 1을 붓는다.
4 3에 다시마 가루, 올리브오일, 글리세린을 넣고 잘 섞는다.

🔵 사용 방법
눈가와 입가를 제외하고 얼굴 전체에 골고루 펴 바른다.
10분 정도 지난 뒤 미지근한 물로 닦아낸다.

감잎차를 직접 만들고 싶다면
5~6월 새순을 따서 사용하는 것이 가장 좋다. 채집한 감잎을 깨끗이 씻어 그늘에 2일 정도 말린 후 찜기에 2분 정도 찐다. 온기가 모두 빠지도록 식힌 후 밀봉하여 보관한다.

PART 02

피부 깊숙이 건강하고 투명하게
천연 해독팩

몸에 쌓인 독소는 건강을 해친다.
화학 화장품, 매연 등은 우리 눈에 보이지 않지만
피부에는 천천히 독소로 쌓이게 된다. 건강하고 맑은 피부를 위해
주기적으로 천연 재료를 이용해 해독팩을 만들어 사용해 보자.

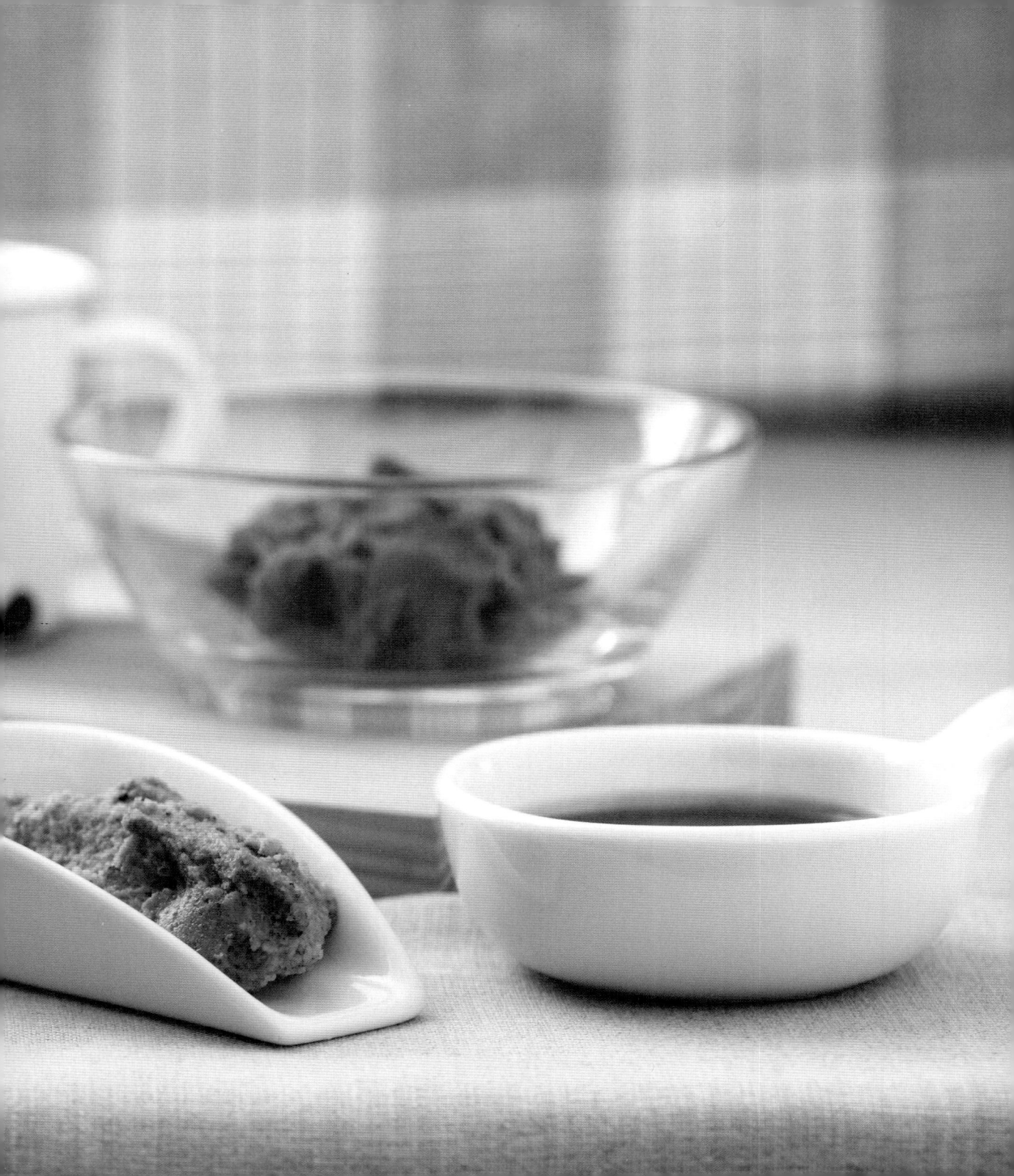

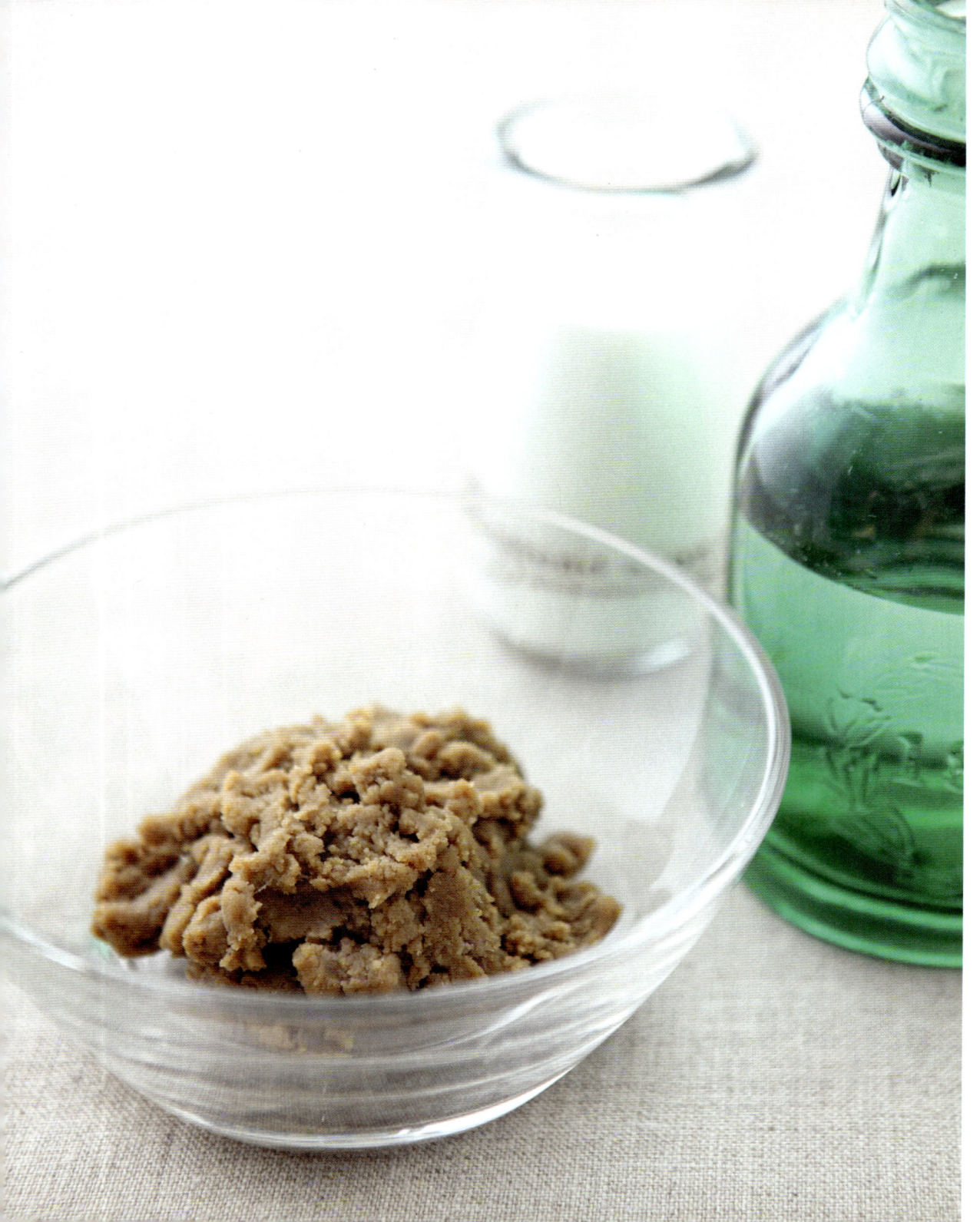

피부 감촉이 건강하고 투명하게 천연 해독팩

| 건성 피부 |
| 민감한 피부 |
| 복합성 피부 |
| 지성 피부 |

미백에 특히 좋은
백강잠팩

누에고치를 말려 만든 백강잠에는 동물성 단백질, 무기질, 양질의 유분이 풍부하여 기미를 없애주고 미백에 효과적이다.

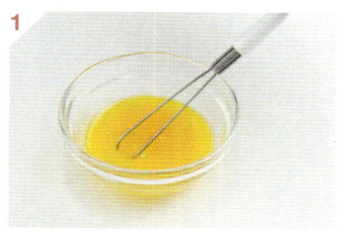

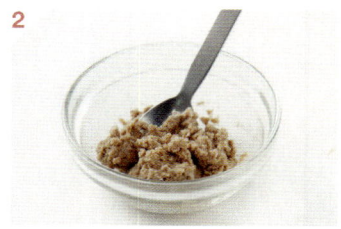

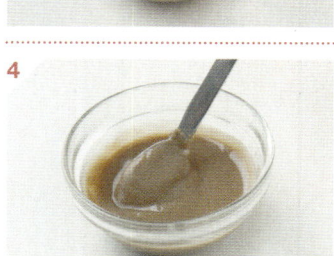

● 재료
달걀 1개, 백강잠 가루 2큰술, 우유 1큰술, 꿀 ½큰술

● 만드는 법
1 달걀에서 노른자만 분리해서 잘 푼다.
2 1에 백강잠 가루를 넣어 골고루 섞는다.
3 2에 우유와 중탕한 꿀을 넣는다(꿀 중탕 방법은 9페이지 참조).
4 덩어리가 생기지 않도록 골고루 잘 섞는다.

● 사용 방법
눈가와 입가를 제외하고 얼굴 전체에 골고루 얇게 펴 바른다.
피부 상태에 따라 5~10분 정도 지난 뒤 미지근한 물로 세안한다.

> **TIP**
> **백강잠 과일팩**
> 백강잠 가루 1큰술에 과일주스 1큰술을 넣고 잘 섞는다. 마사지 크림처럼 얼굴에 얇게 펴 발라 3분 정도 마사지한 뒤 미지근한 물로 세안하면 피부 결을 부드럽게 하는 데 효과적이다. 과일주스는 과일 종류에 상관 없다.

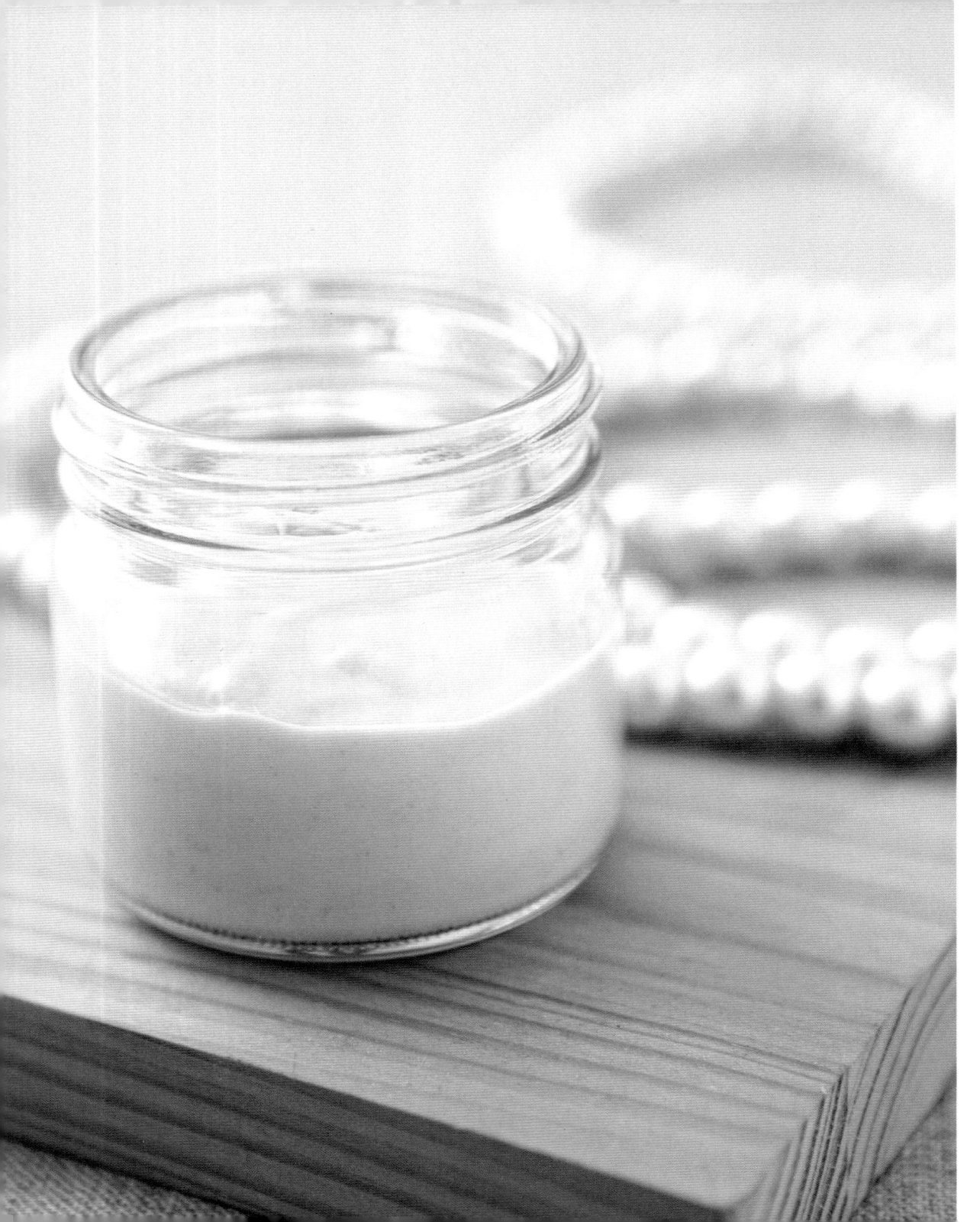

피부 김숙이 건강하고 투명하게 천연 해독팩

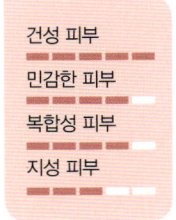

건성 피부
민감한 피부
복합성 피부
지성 피부

진주 가루는 혈액순환과 피부의 세포 재생을 활발하게 해 반점 등 잡티를 없애고 피부를 맑고 깨끗하게 해준다.

잡티 제거에 특히 좋은
진주 요구르트팩

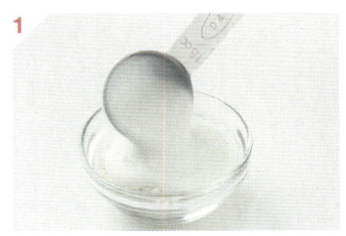
1

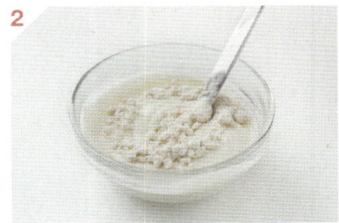
2

● 재료
진주 가루 2큰술, 플레인 요구르트 2큰술, 오트밀 가루 1큰술

● 만드는 법
1 진주 가루에 플레인 요구르트를 넣고 잘 섞는다.
2 1에 오트밀 가루를 넣어 골고루 섞는다.

● 사용 방법
눈가와 입가를 제외하고 얼굴 전체에 골고루 얇게 펴 바른다.
피부 상태에 따라 5~10분 정도 지난 뒤 미지근한 물로 세안한다.

> **TIP**
> **진주 요구르트 호호바오일팩**
> 진주 가루 2큰술, 플레인 요구르트 2큰술, 오트밀 가루 1큰술, 호호바오일 3큰술을 잘 섞어 만든다. 호호바오일을 넣으면 팩의 양은 많아지고 점도는 묽어지면서도 유분 함유는 높아 전신 팩으로 쓸 수 있다.

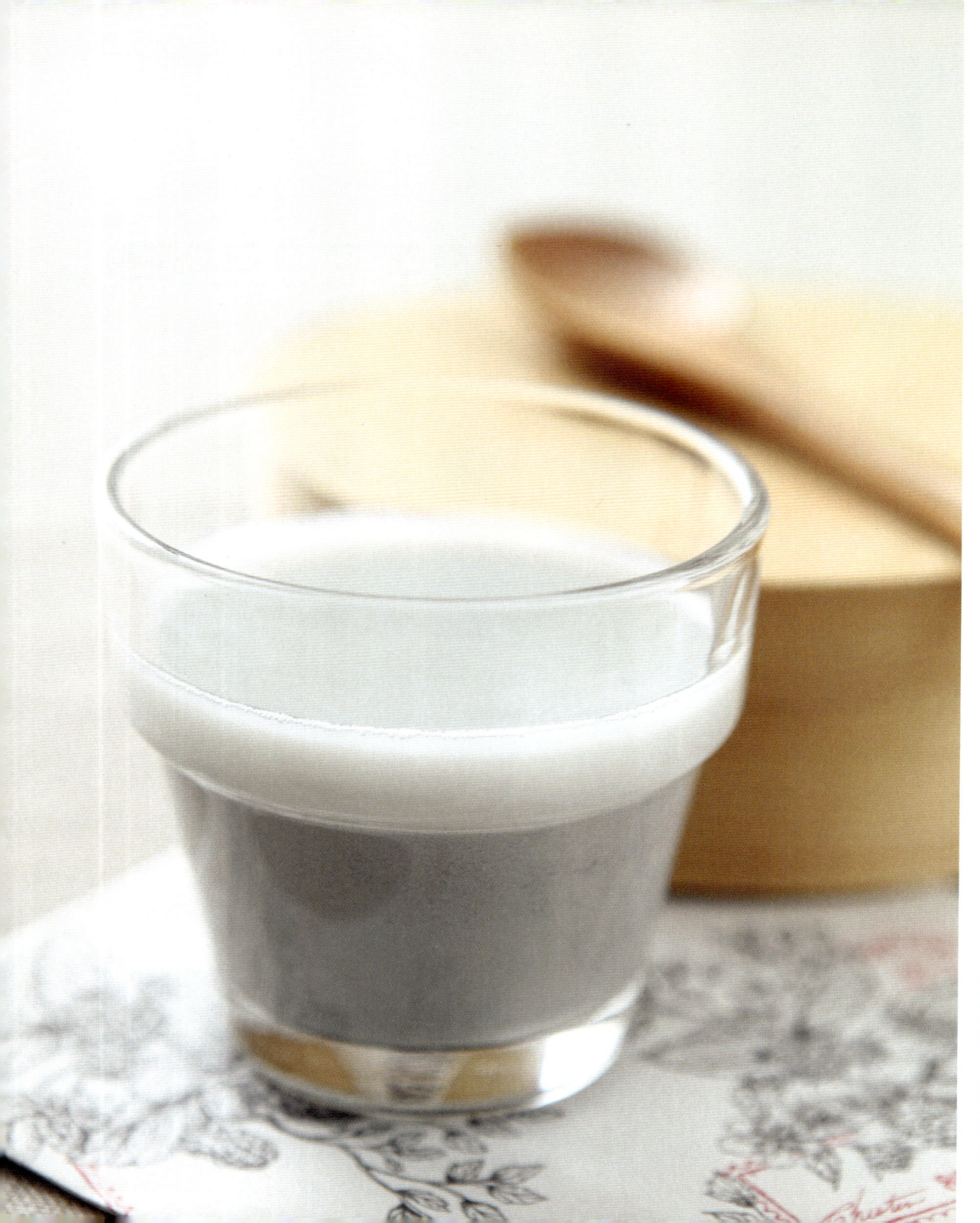

피부 깊숙이 건강하고 투명하게 천연 해독팩

| 건성 피부 |
| 민감한 피부 |
| 복합성 피부 |
| 지성 피부 |

화산석 클레이는 칼슘, 마그네슘, 칼륨, 아연 등의 미네랄 성분이 풍부해 팩으로 사용하면 이러한 성분이 피부 깊숙이 침투하여 노폐물과 독소를 흡수하여 밖으로 배출될 수 있도록 돕는다.

노폐물과 독소 배출에 특히 좋은
화산석 클레이 알로에젤팩

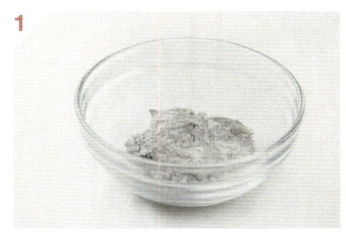
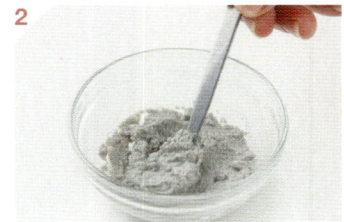

● 재료
화산석 클레이 2큰술, 알로에젤 2큰술, 라벤더 에센셜오일 1방울

● 만드는 법
1 화산석 클레이에 알로에젤을 넣고 잘 섞는다.
2 1에 라벤더 에센셜오일 1방울을 떨어뜨린 뒤 잘 섞는다.

● 사용 방법
눈가와 입가를 제외하고 얼굴 전체에 골고루 얇게 펴 바른다.
피부 상태에 따라 5~10분 정도 지난 뒤 미지근한 물로 세안한다.

> **TIP**
> **미네랄이 풍부한 팔방미인 화산석 클레이**
> 칼슘, 마그네슘, 칼륨, 아연 등 풍부한 미네랄 성분은 원적외선을 뿜어낸다. 또한 화산석 클레이가 방출하는 원적외선은 피부 미용 외에도 통증 완화 효과가 있다. 얼굴 외에도 어깨나 무릎 등 통증이 있는 곳에 팩처럼 붙여 사용해보자.

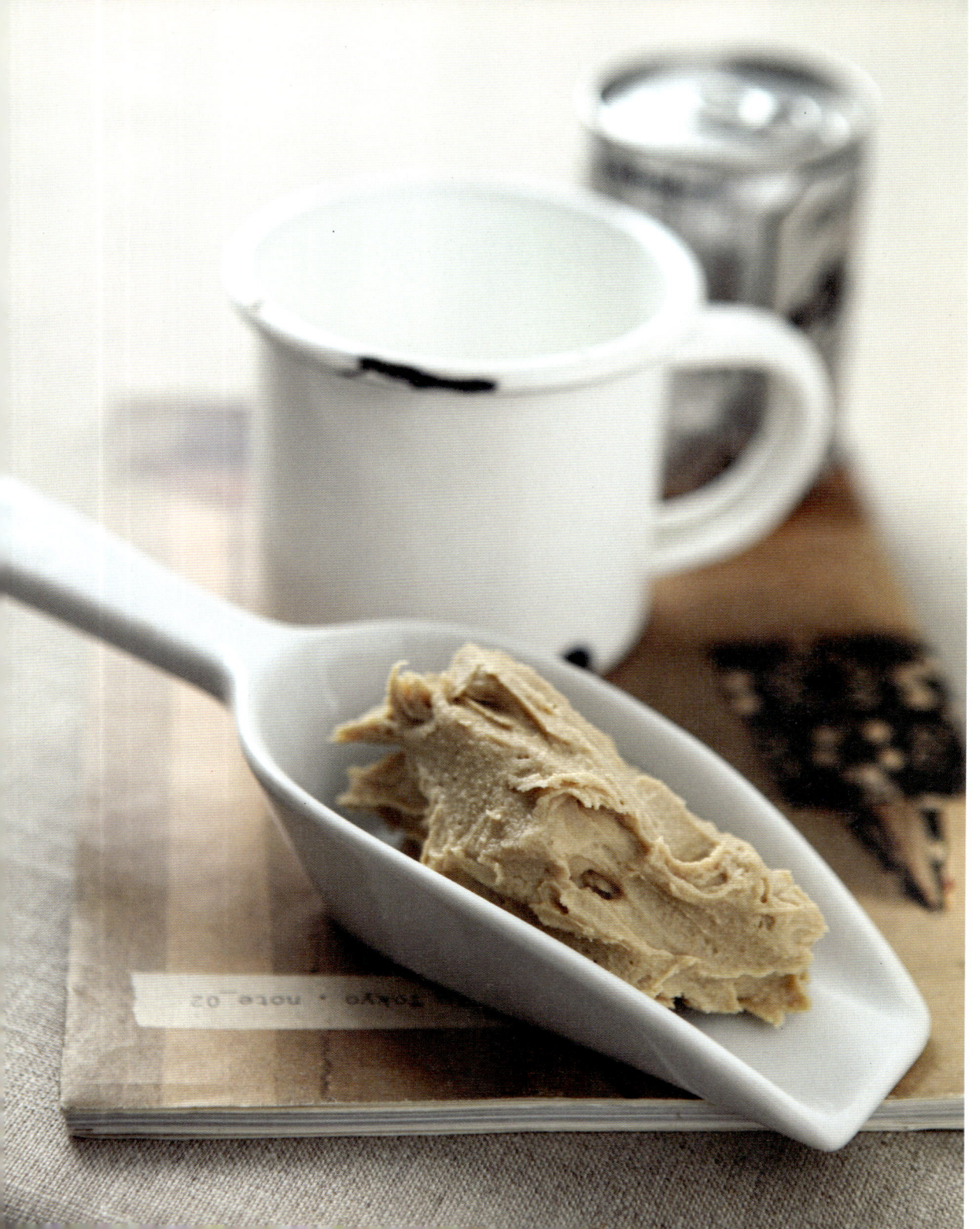

파부 김숙이 건강하고 투명하게 첫연 해독팩

| 건성 피부 |
| 민감한 피부 |
| 복합성 피부 |
| 지성 피부 |

맥주 효모에는 비타민B, 식물성 단백질, 무기질, 필수 아미노산, 셀레늄, 미네랄 등이 풍부해 피부는 물론 머리카락에 영양을 공급해준다.

영양 공급에 특히 좋은
맥주 효모팩

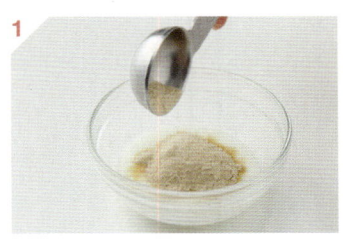
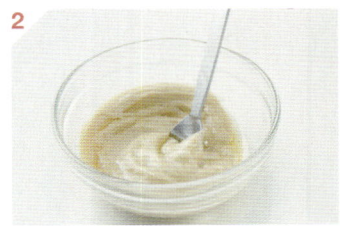

🔴 재료
맥주 효모 가루 1큰술, 플레인 요구르트 5큰술, 아르간오일 ½작은술

🔴 만드는 법
1 플레인 요구르트에 맥주 효모 가루를 넣고 잘 섞는다.
2 1에 아르간오일을 넣고 섞어준다.

🔴 사용 방법
눈가와 입가를 제외하고 얼굴 전체에 골고루 얇게 펴 바른다. 피부상태에 따라 5~10분 정도 지난 뒤 미지근한 물로 세안한다. 헤어팩으로 사용할 경우 샴푸 후 머리카락에 트리트먼트하듯 바르고 헤어 캡을 씌운다. 15분 정도 지난 뒤 미지근한 물로 헹궈주면 된다.

TIP
맥주 효모팩은 먹어도 된다
식이섬유가 풍부한 맥주 효모에 플레인 요구르트를 섞어 섭취하면 칼로리는 낮고 오랫동안 배가 불러 다이어트 식품으로 최고다.

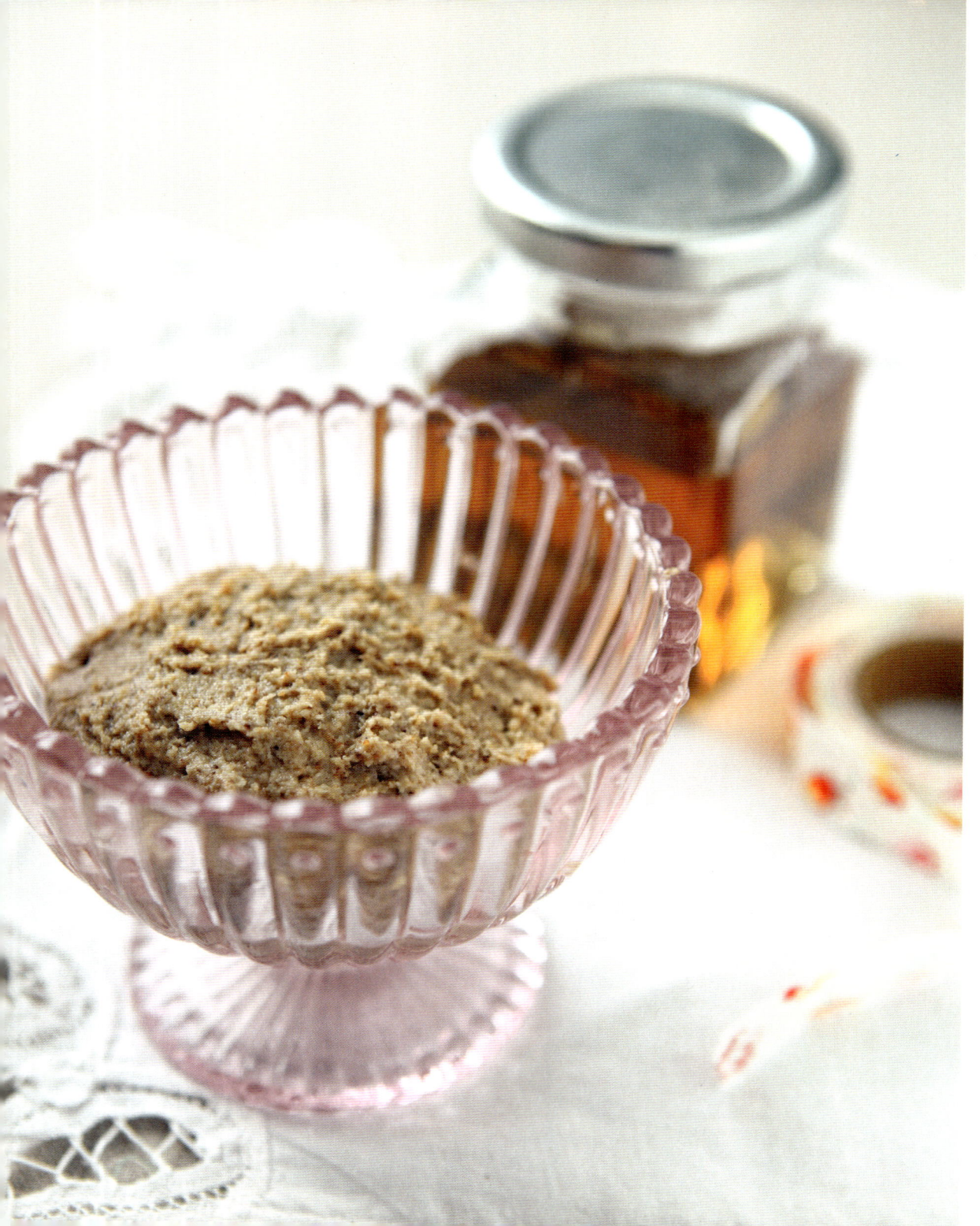

피부 깊숙이 건강하고 투명하게 천연 해독팩

| 건성 피부 |
| 민감한 피부 |
| 복합성 피부 |
| 지성 피부 |

보습에 특히 좋은
누룩 오트밀팩

누룩을 발효시키면 발생하는 누룩산은 미백에, 폴리페놀과 이소플라본 성분은 주름 개선과 피부 보습에 효과적이다.

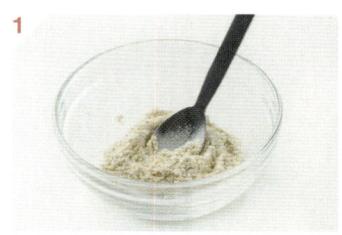
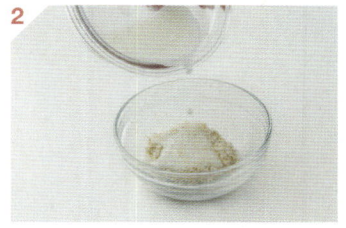
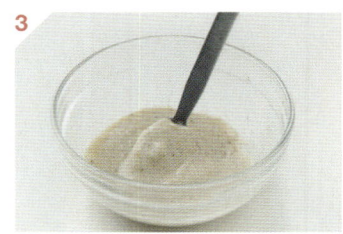

🌸 재료
누룩 가루 2큰술, 오트밀 가루 2큰술, 우유 20ml

🌸 만드는 법
1 누룩 가루에 오트밀 가루를 넣고 섞는다.
2 1에 우유를 넣는다.
3 덩어리가 생기지 않도록 골고루 잘 섞는다.

🌸 사용 방법
눈가와 입가를 제외하고 얼굴 전체에 골고루 얇게 펴 바른다.
피부 상태에 따라 5~10분 정도 지난 뒤 미지근한 물로 세안한다.

TIP 세안할 때 누룩 가루를 폼클렌징과 섞어 사용하면 간편하고 깨끗하게 모공을 청소할 수 있다.

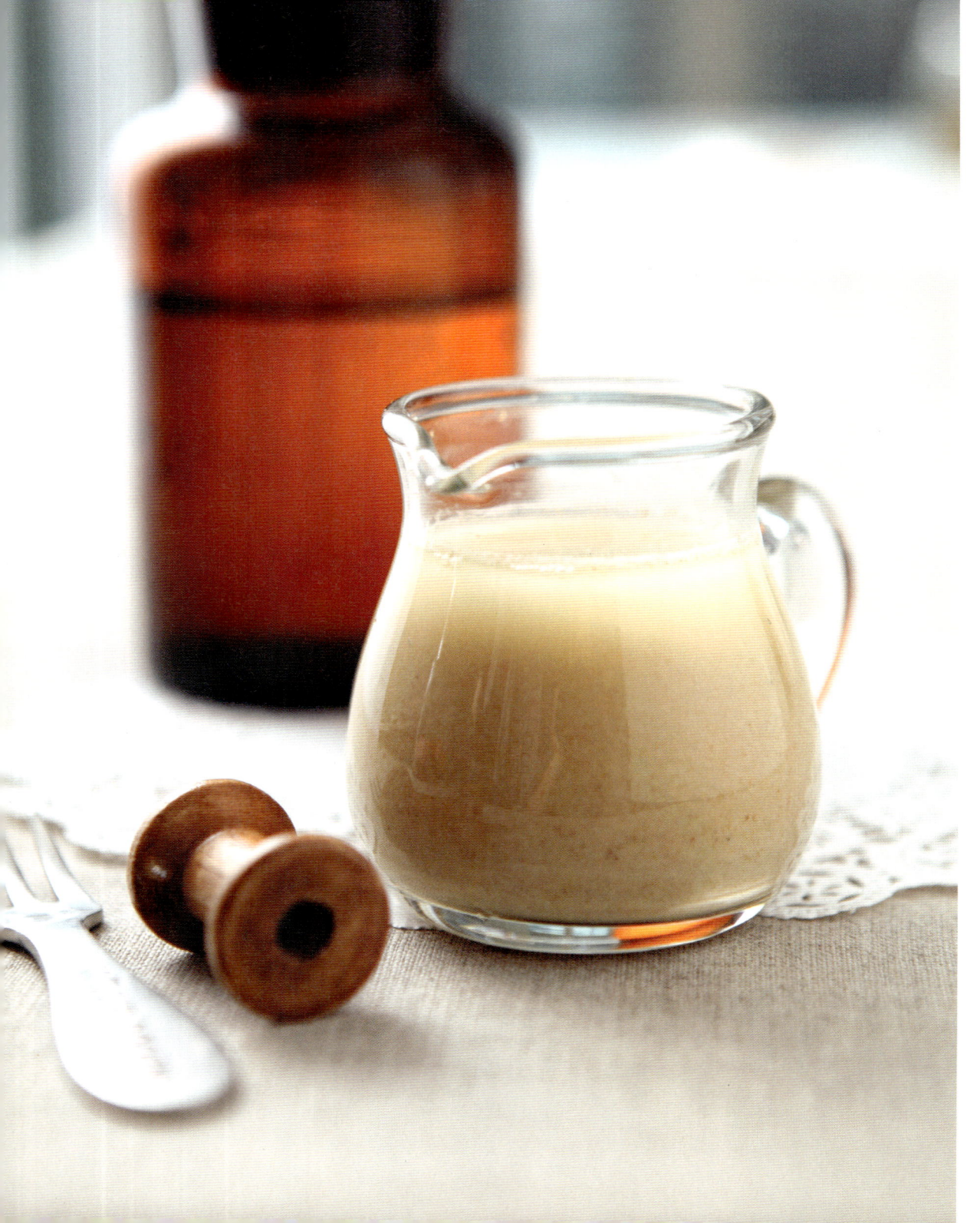

피부 겉속이 건강하고 투명하게 차여 해드팩

| 건성 피부 |
| 민감한 피부 |
| 복합성 피부 |
| 지성 피부 |

막걸리에는 아미노산, 단백질, 비타민 등이 풍부하게 함유되어 있어 피부에 쌓인 독소를 배출해 피부색을 밝게 해준다.

보습에 특히 좋은
막걸리 과일팩

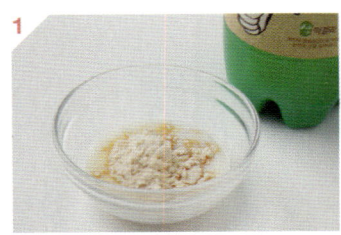
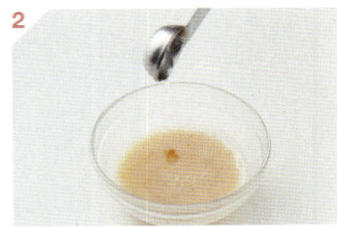

재료
막걸리 1큰술, 과일 가루 5큰술, 글리세린 ½작은술

만드는 법
1 막걸리에 과일 가루를 넣고 잘 섞는다.
2 1에 글리세린을 넣고 잘 섞는다.

사용 방법
눈가와 입가를 제외하고 얼굴 전체에 골고루 얇게 펴 바른다.
피부 상태에 따라 5~10분 정도 지난 뒤 미지근한 물로 세안한다.

TIP
과일 가루는 천연팩 재료 전문 판매점, 인터넷 쇼핑몰 등에서 구입할 수 있다. 과일을 완전히 건조하여 가루로 만든 것으로 피부 타입에 상관없이 사용이 가능하다.

PART
03

시간이 주는 마법
모든 피부 타입에 가능한
천연 효소팩

곡물이나 약초 등을 발효시킨 것을 효소라고 하는데 이러한 발효 과정에서
우리 몸에 좋은 미생물이 발생한다. 이는 피부의 면역력을 높여주고 모든 피부에 자극 없이
효과가 있다. 각 효소 원액에 천연 재료와 보습 효과를 높여주는
재료를 더한 완성도 높은 효소팩을 소개한다.

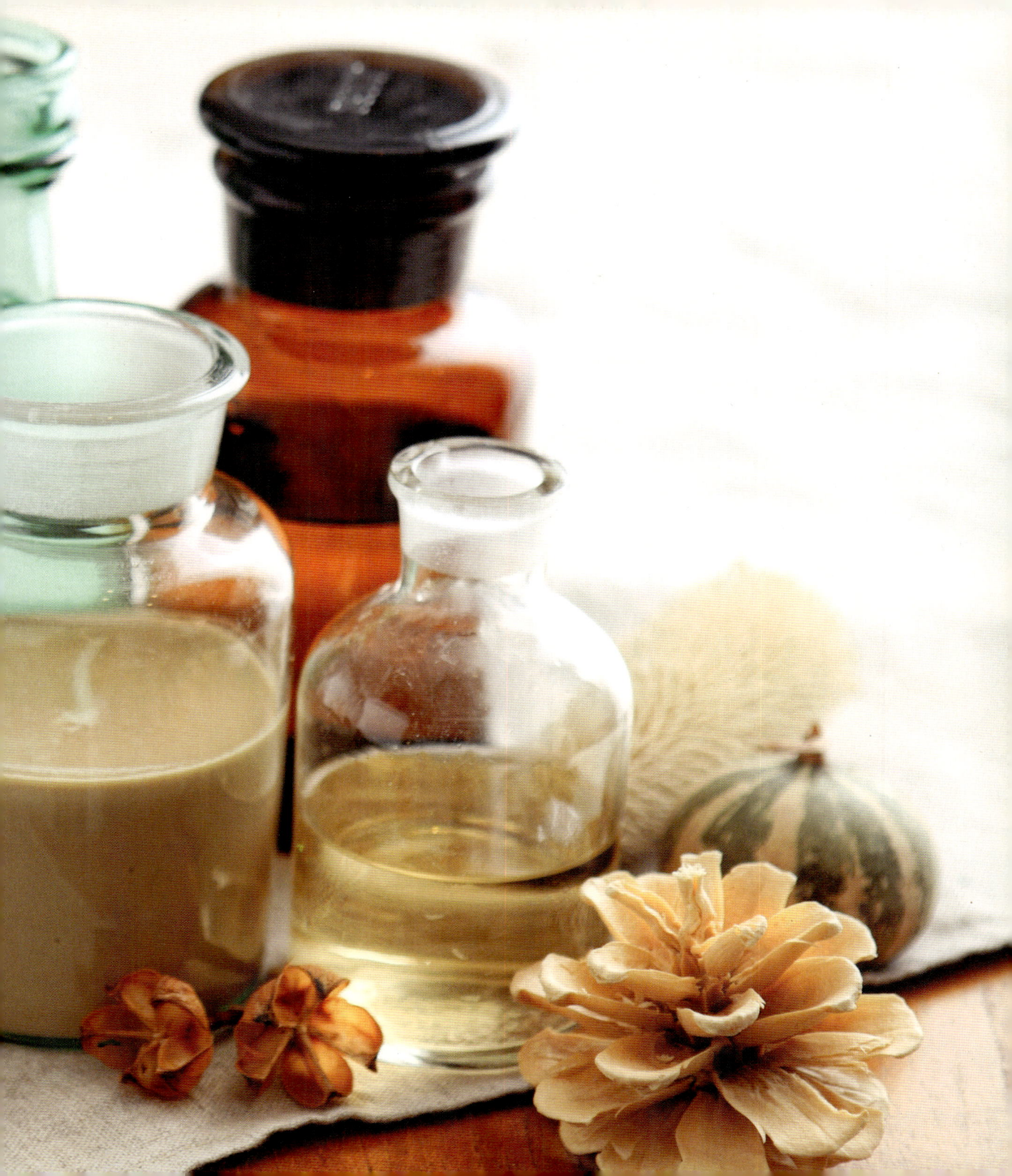

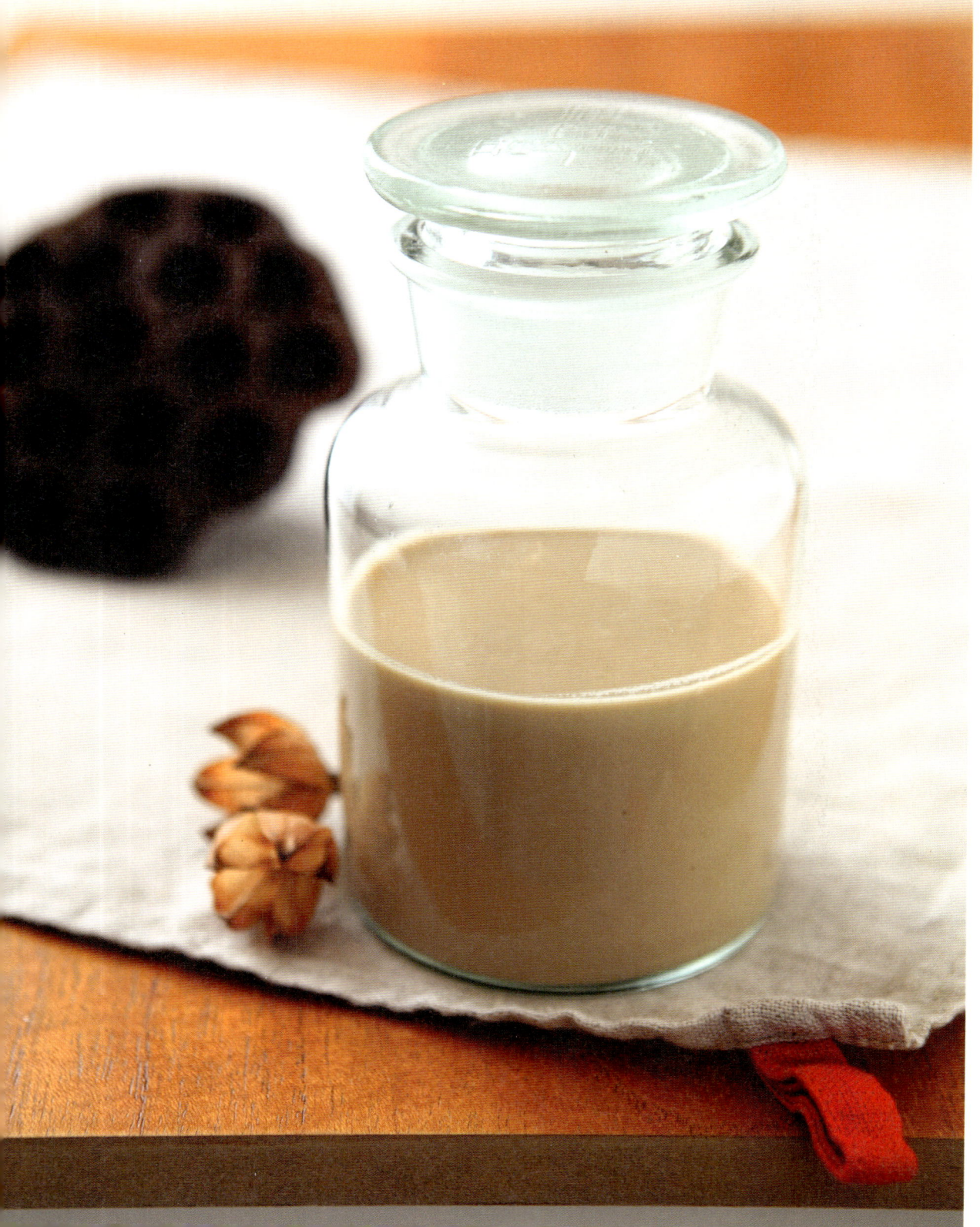

| 수분 공급 |
| 영양 공급 |
| 미백 작용 |
| 탄력 강화 |
| 각질 제거 |

연근에는 비타민C와 탄닌 성분이 풍부하여 기미, 주근깨를 예방할 뿐 아니라 모공 수축에도 좋다.

모공 수축에 특히 좋은
연근 효소팩

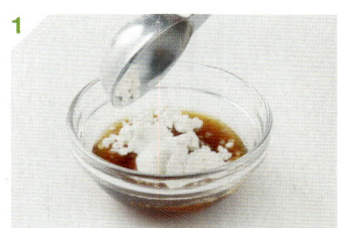

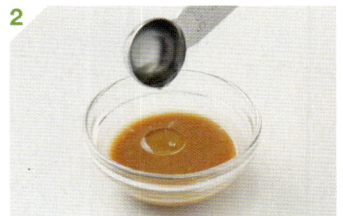

재료
연근 효소 원액 1큰술, 밀가루 3큰술, 호호바오일 ½작은술

만드는 법
1 연근 효소 원액에 밀가루를 넣고 잘 섞는다.
2 호호바오일을 넣고 잘 섞는다.

사용 방법
얼굴에 마스크 시트를 올리고 팩 전용 붓으로 골고루 펴 바른다.
15분 정도 지난 뒤 미지근한 물로 세안한다.

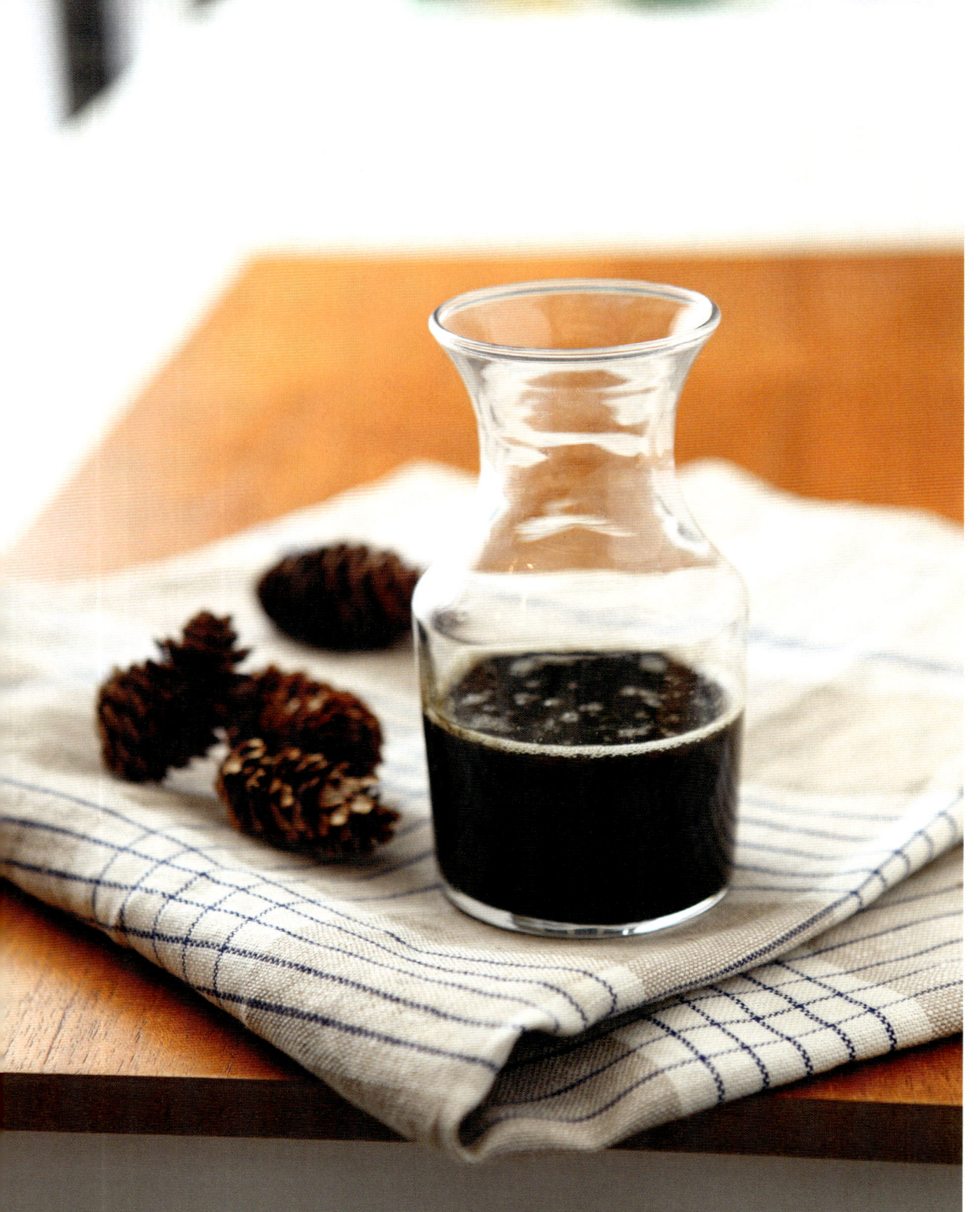

시간이 주는 맛! 모든 피부 타입에 가능한 천연 효소팩

| 수분 공급 |
| 영양 공급 |
| 미백 작용 |
| 탄력 강화 |
| 각질 제거 |

솔잎에는 엽록소, 베타카로틴, 비타민B, 비타민C 등이 들어 있어 노화 방지와 탄력 강화에 효과적이다.

탄력 강화에 특히 좋은
솔잎 효소팩

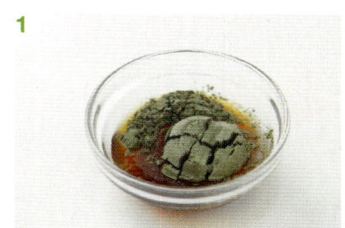

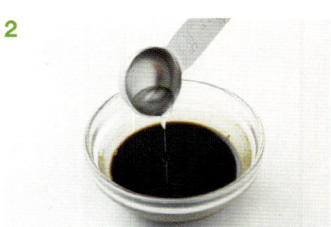

재료
솔잎 효소 원액 1큰술, 검정콩가루 3큰술, 글리세린 ½작은술

만드는 법
1 솔잎 효소 원액에 검정콩가루를 넣고 잘 섞는다.
2 1에 글리세린을 넣고 잘 섞는다.

사용 방법
얼굴에 마스크 시트를 올리고 팩 전용 붓으로 골고루 펴 바른다.
15분 정도 지난 뒤 미지근한 물로 세안한다.

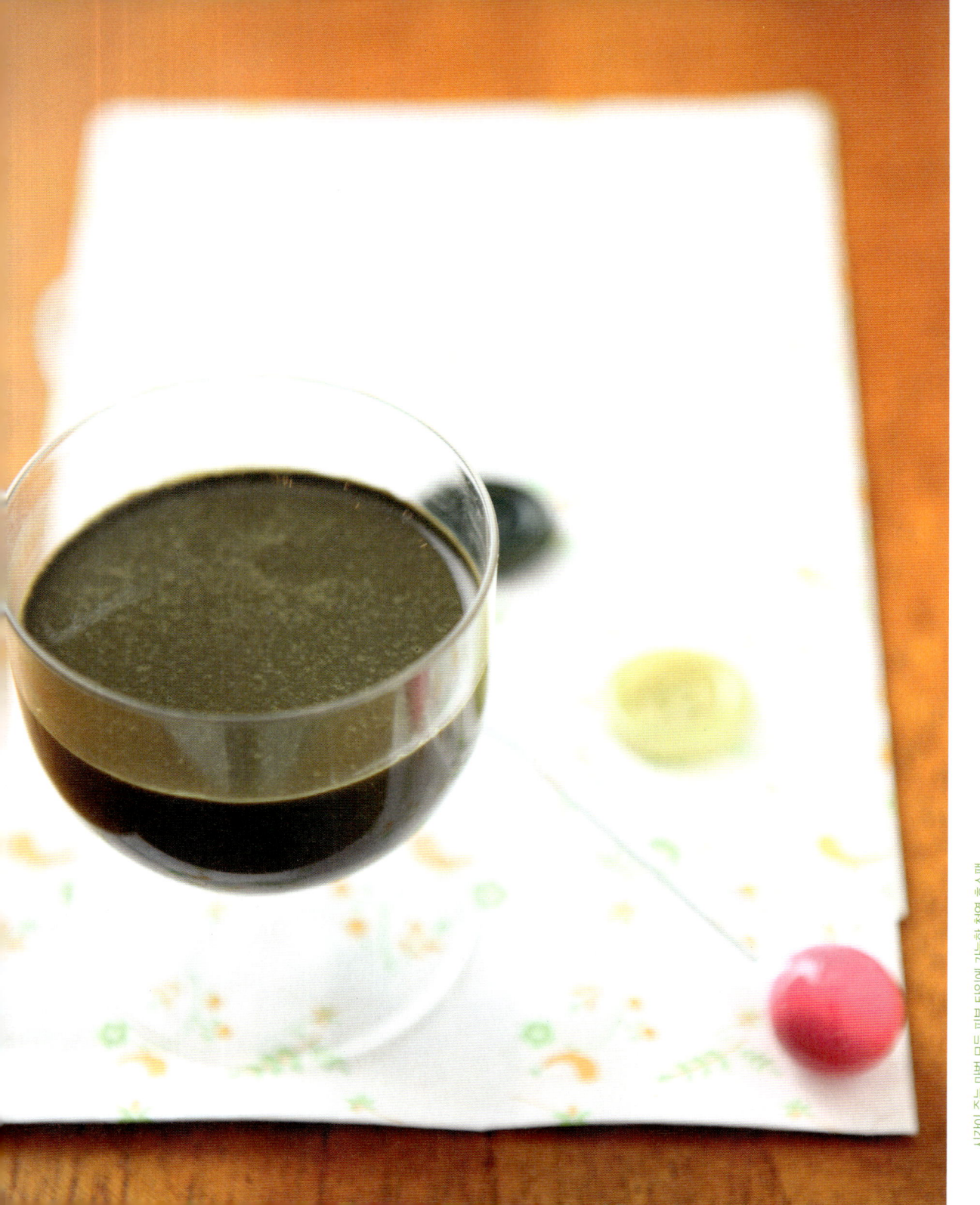

시간이 주는 매력 모든 피부 타입에 가능한 천연 훈스팩

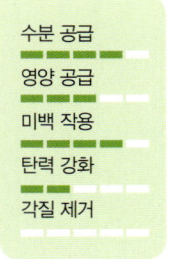

| 수분 공급 |
| 영양 공급 |
| 미백 작용 |
| 탄력 강화 |
| 각질 제거 |

애기똥풀은 강한 살균 작용이 있어 피부 질환이 있는 곳에 연고 대신 사용하기도 하였다. 피부 트러블이나 여드름 피부에 효과적이다.

피부 트러블에 특히 좋은
애기똥풀 효소팩

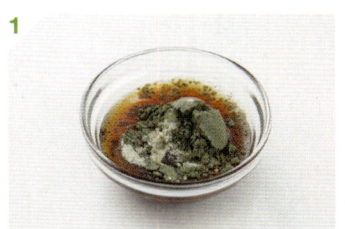
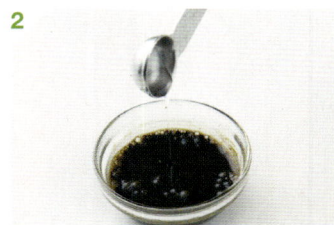

🟢 재료
애기똥풀 효소 원액 1큰술, 녹차 가루 3큰술, 율무 가루 ½작은술, 글리세린 ½작은술

🟢 만드는 법
1 애기똥풀 효소 원액에 율무 가루와 녹차 가루를 넣고 섞는다.
2 1에 글리세린을 넣고 잘 섞는다.

🟢 사용 방법
얼굴에 마스크 시트를 올리고 팩 전용 붓으로 골고루 펴 바른다.
15분 정도 지난 뒤 미지근한 물로 세안한다.

> **TIP**
> **패치 테스트가 필수**
> 애기똥풀은 독성이 있는 재료이므로 민감한 피부라면 꼭 패치 테스트하도록 한다.

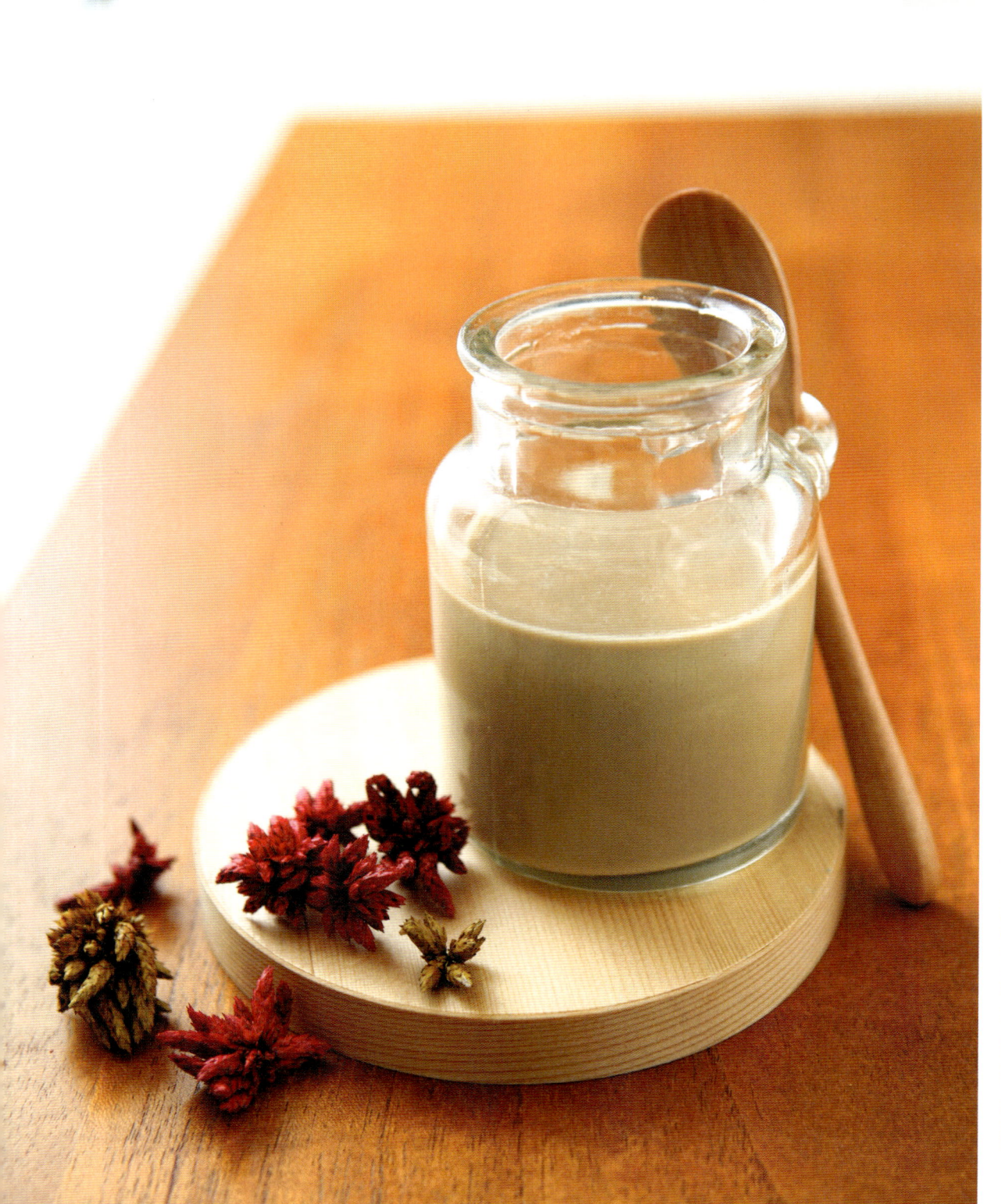

시간이 주는 마법 모든 피부 타입에 가능한 천연 효소팩

수분 공급	
영양 공급	
미백 작용	
탄력 강화	
각질 제거	

개똥쑥은 비타민A, 비타민C가 특히 풍부해 피부에 윤기와 탄력을 높여준다.

탄력 강화에 특히 좋은
개똥쑥 효소팩

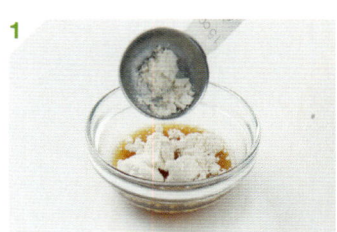 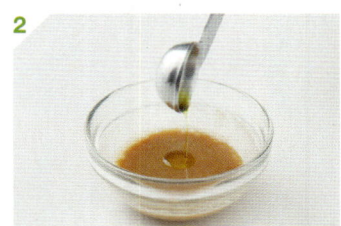

● 재료
개똥쑥 효소 원액 1큰술, 오트밀 가루 3큰술, 올리브오일 ½작은술

● 만드는 법
1 개똥쑥 효소 원액에 오트밀 가루를 넣고 잘 섞는다.
2 1에 올리브오일을 넣고 잘 섞는다.

● 사용 방법
얼굴에 마스크 시트를 올리고 팩 전용 붓으로 골고루 펴 바른다.
15분 정도 지난 뒤 미지근한 물로 세안한다.

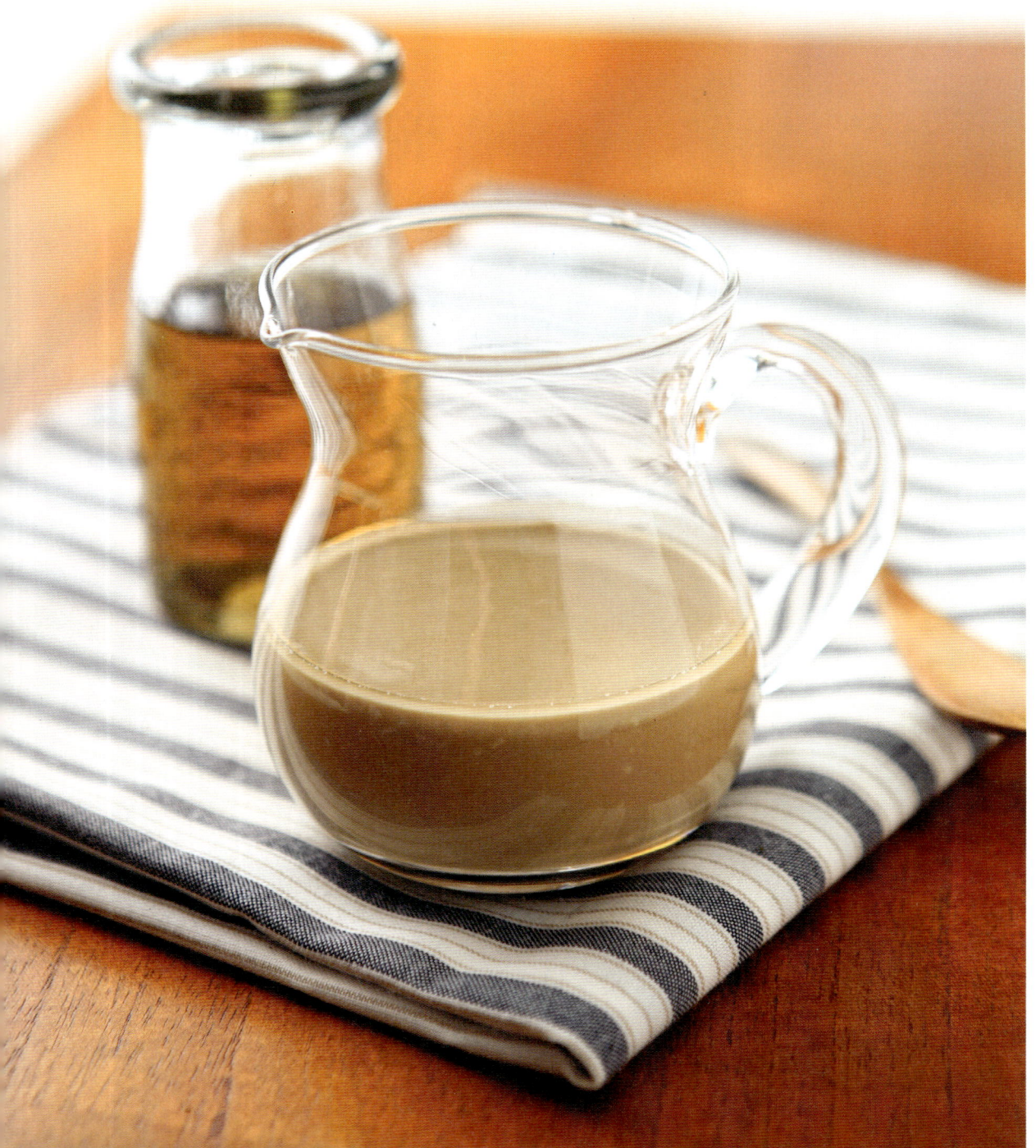

시간이 주는 주름 모 맨 모 든 피부 타입에 기능한 천연 효소팩

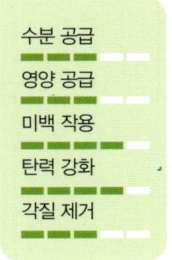

포도에는 폴리페놀 성분과 안토시아닌 성분이 있어 미백에 효과적이며 피부의 노화를 방지하고 탄력을 높여준다.

미백에 특히 좋은
포도 효소팩

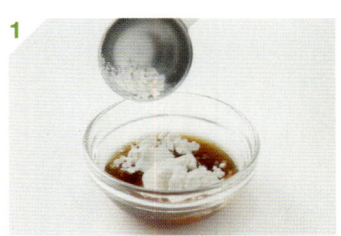

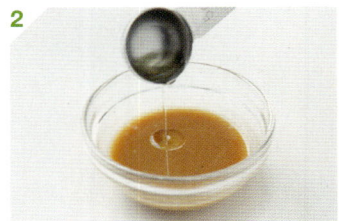

🟢 재료
포도 효소 원액 1큰술, 밀가루 3큰술, 올리브오일 ½작은술

🟢 만드는 법
1 포도 효소 원액에 밀가루를 넣고 잘 섞는다.
2 1에 올리브오일을 넣고 잘 섞는다.

🟢 사용 방법
얼굴에 마스크 시트를 올리고 팩 전용 붓으로 골고루 펴 바른다.
15분 정도 지난 뒤 미지근한 물로 세안한다.

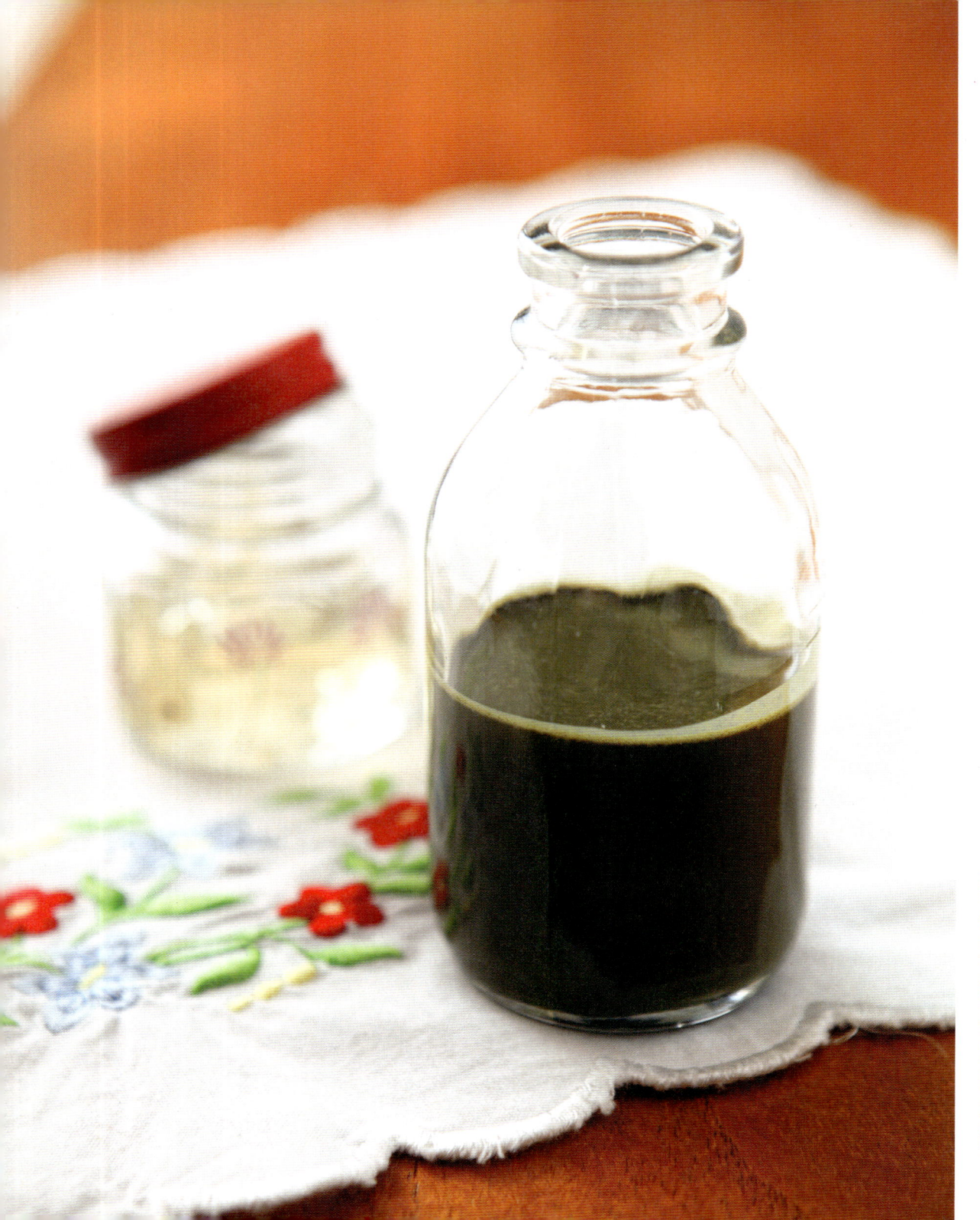

시간이 주는 선물 모든 피부 타입에 가능한 천연 효소팩

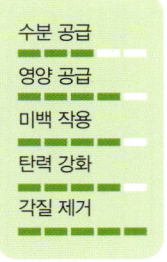

| 수분 공급 |
| 영양 공급 |
| 미백 작용 |
| 탄력 강화 |
| 각질 제거 |

대표 산야초인 매실, 표고버섯, 도라지, 당근, 솔잎, 뽕나무잎, 질경이 등은 피부의 면역력을 높여주고 피부 재생을 활성화시키는 데 효과적이다.

피부 재생에 특히 좋은
산야초 효소팩

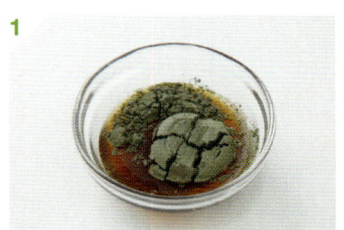

1

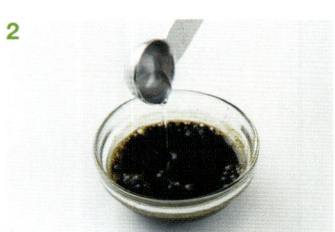

2

🟢 재료
산야초 효소 원액 1큰술, 녹차 가루 3큰술, 글리세린 ½작은술

🟢 만드는 법
1 산야초 효소 원액에 녹차 가루를 넣고 잘 섞는다.
2 1에 글리세린을 넣고 잘 섞는다.

🟢 사용 방법
얼굴에 마스크 시트를 올리고 팩 전용 붓으로 골고루 펴 바른다.
15분 정도 지난 뒤 미지근한 물로 세안한다.

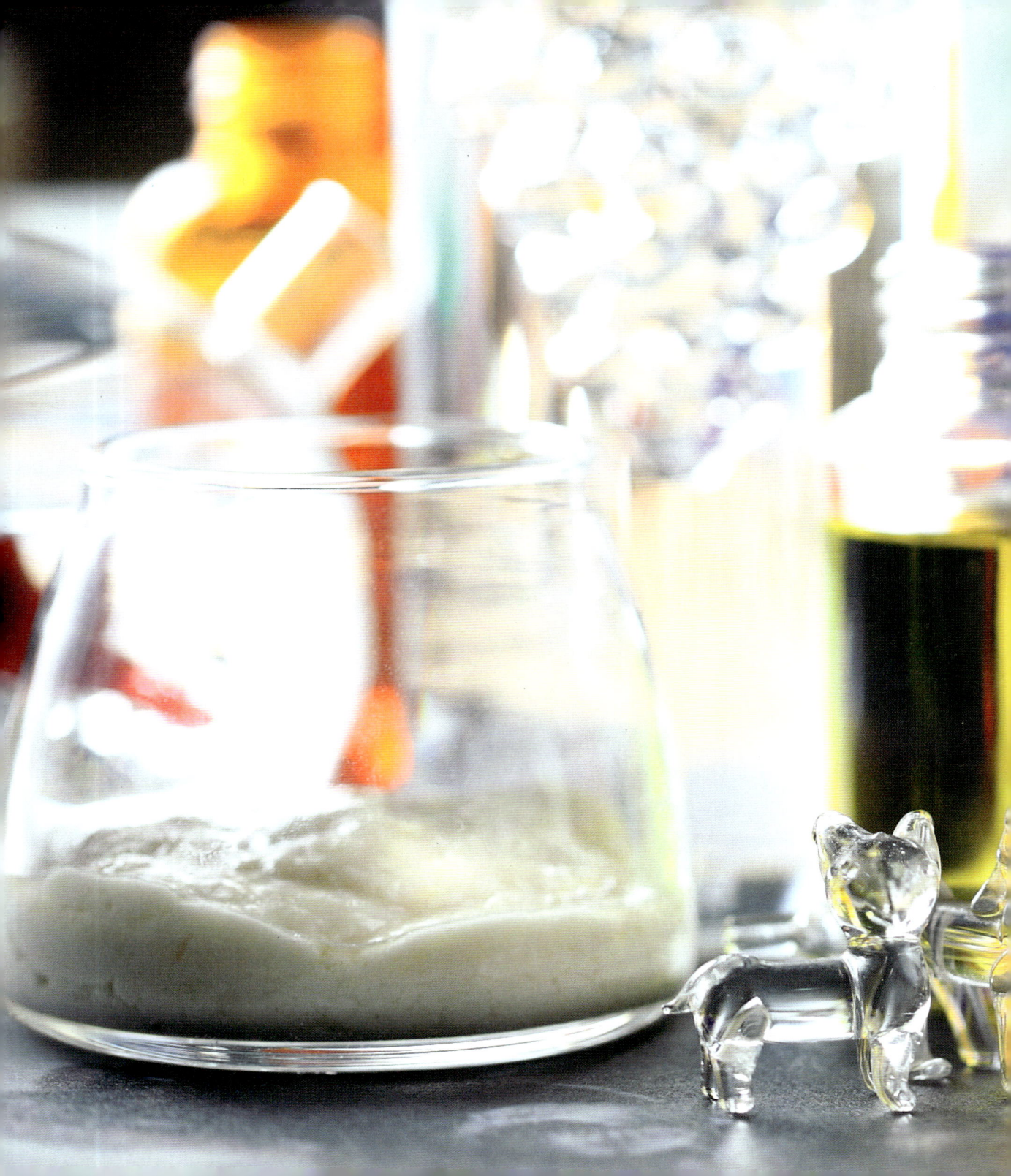

+ 더하기

간단하지만 강력하다
피부 개선 기능팩

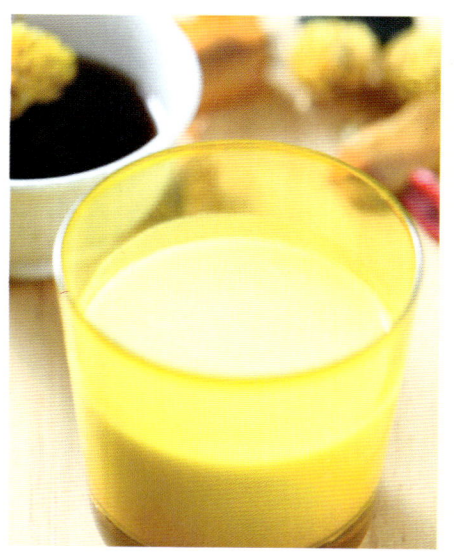

발뒤꿈치팩

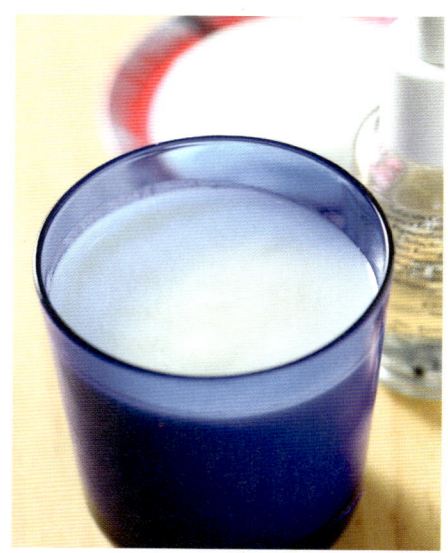

손발팩

🟣 **재료**

밀가루 2큰술, 천연 발효식초 1큰술, 레몬 에센셜오일 2방울, 글리세린 1작은술

🟣 **만드는 법**

1. 천연 발효식초에 밀가루와 레몬 에센셜오일을 넣고 잘 섞는다.
2. 1에 글리세린을 넣고 잘 섞어 농도를 조절한다.

🟣 **사용 방법**

발뒤꿈치에 갈라진 부분을 중심으로 골고루 바른다. 15~20분 정도 지난 뒤 물로 씻어준다.

🟣 **재료**

플레인 요구르트 5큰술, 올리브오일 1큰술, 편백기름 2방울, 현미 가루 1큰술

🟣 **만드는 법**

1. 플레인 요구르트에 올리브오일과 편백기름을 넣고 잘 섞는다.
2. 1에 현미 가루를 넣고 잘 섞어 농도를 조절한다.

🟣 **사용 방법**

목욕을 할 때 손과 발에 2~3분 정도 마사지하듯이 문질러준 후 씻어낸다.

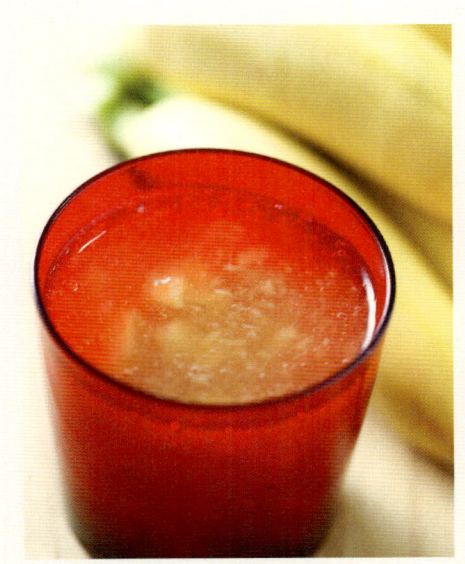

헤어팩

● 재료

바나나 1개, 레몬즙 1작은술, 로즈마리 에센셜오일 2~3방울

● 만드는 법

1 바나나를 으깬다.
2 1에 레몬즙과 로즈마리 에센셜오일을 넣고 잘 섞는다.

● 사용 방법

주 1회 정도 머리를 감은 후 물기가 있는 상태에서 린스하듯 머리카락에 묻힌다. 10분 정도 후에 미지근한 물로 씻어낸다.

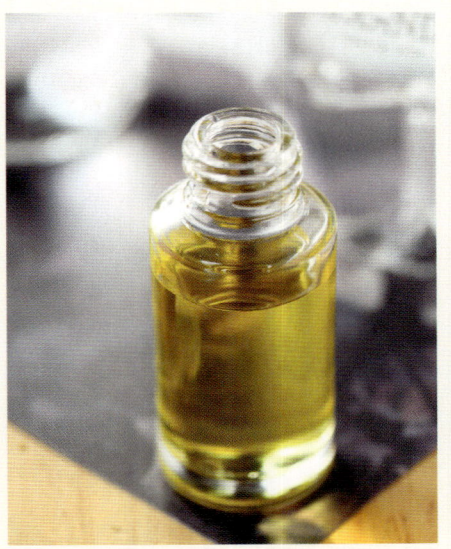

두피팩

● 재료

동백기름 30ml, 아르간오일 5ml

● 만드는 법

1 동백기름에 아르간오일을 넣고 잘 섞는다 (두피가 건조한 사람은 로즈마리 에센셜오일 2방울, 두피에 유분이 많은 사람은 일랑일랑 에센셜오일 2방울을 섞는다).

● 사용 방법

머리를 감고 머리카락의 물기를 제거한 후 두피에 2~3분간 마사지하듯 문질러준다. 미지근한 물로 씻어낸다.

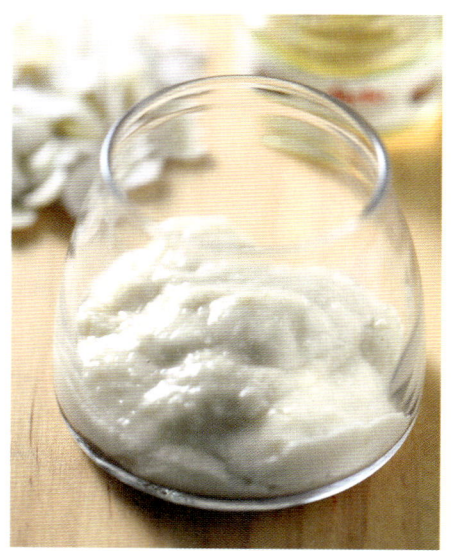

모공 수축팩

🟣 **재료**

달걀 1개, 살구 씨 가루 2큰술

🟣 **만드는 법**

1 달걀에서 흰자만 분리해 담는다.
2 1에 살구 씨 가루를 넣고 잘 섞어 농도를 조절한다.

🟣 **사용 방법**

잠자리에 들기 30분 전 눈가와 입가를 제외하고 얼굴 전체에 골고루 얇게 펴 바른다. 10분 후 미지근한 물로 비누 세안한다. 주 3~4회 2~3개월 꾸준히 하면 모공 수축뿐 아니라 여드름이 없어진다.

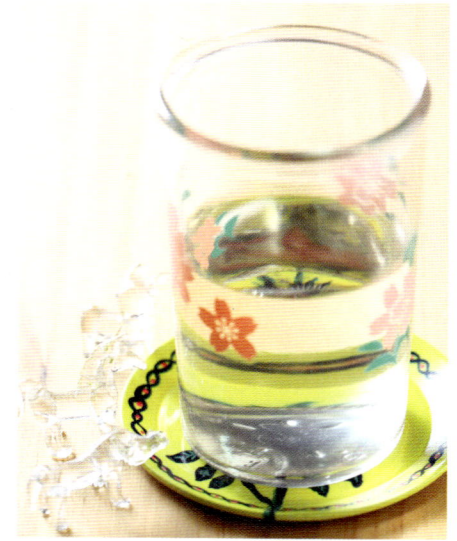

여드름팩

🟣 **재료**

사과 발효식초 1큰술, 물 ½컵

🟣 **만드는 법**

1 사과 발효식초에 물을 넣고 잘 섞어 농도를 조절한다.

🟣 **사용 방법**

마스크 팩 시트가 충분히 젖도록 팩이 들어 있는 그릇에 담근 후 얼굴에 얹는다. 15분 정도 지난 뒤 미지근한 물로 세안한다.

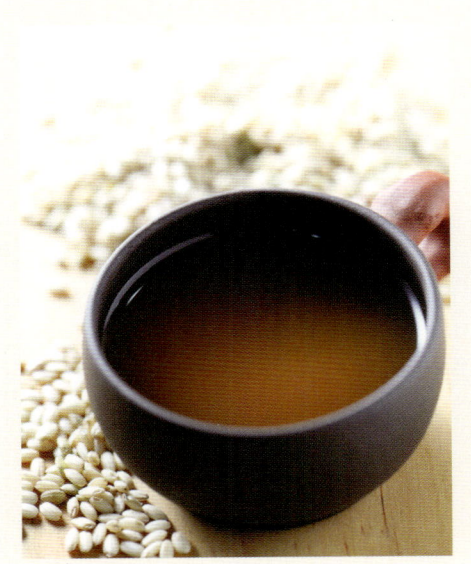

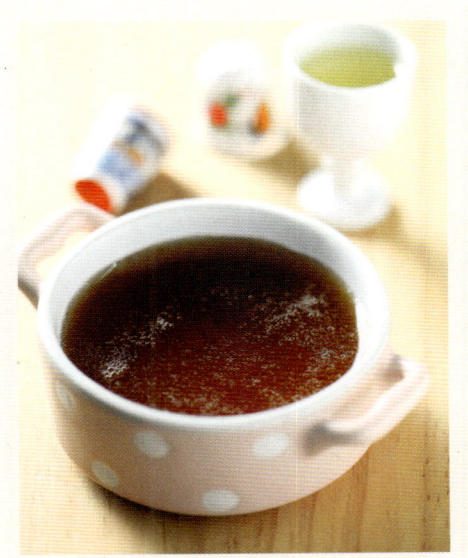

해독팩

● 재료
현미 가루 2큰술, 녹차 티백 1개, 물 ½컵

● 만드는 법
1 녹차 티백을 60℃ 정도의 물에 넣어 우린다.
2 1에 현미 가루를 넣고 잘 섞는다.

● 사용 방법
완성된 팩을 얼굴에 골고루 펴 발라 15분간 팩을 한 뒤 미지근한 물로 비누 세안한다.

코팩

● 재료
흑설탕 1큰술, 꿀 1큰술

● 만드는 법
1 흑설탕에 중탕한 꿀을 넣고 잘 섞는다(꿀 중탕 방법은 9페이지 참조).

● 사용 방법
세안을 하기 전 물을 묻히지 않은 상태에서 코 주변을 1분 정도 살살 문지른 후 세안을 한다.

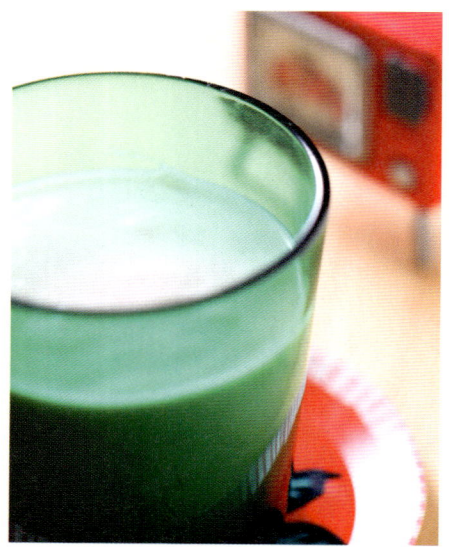

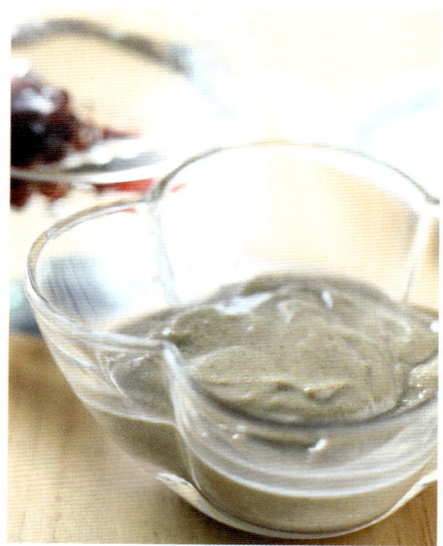

각질 제거팩

🟣 **재료**
율무 가루 1큰술, 딸기 요구르트 2큰술

🟣 **만드는 법**
1 율무 가루에 딸기 요구르트를 넣고 잘 섞는다.

🟣 **사용 방법**
눈가와 입가를 제외하고 얼굴 전체에 골고루 바른다. 15분 정도 지난 뒤 미지근한 물로 세안한다.

화이트닝팩

🟣 **재료**
쌀겨 가루 3큰술, 플레인 요구르트 2큰술

🟣 **만드는 법**
1 쌀겨 가루에 플레인 요구르트를 넣고 잘 섞는다.

🟣 **사용 방법**
눈가와 입가를 제외하고 얼굴 전체에 골고루 바른다. 15분 정도 지난 뒤 미지근한 물로 세안한다.

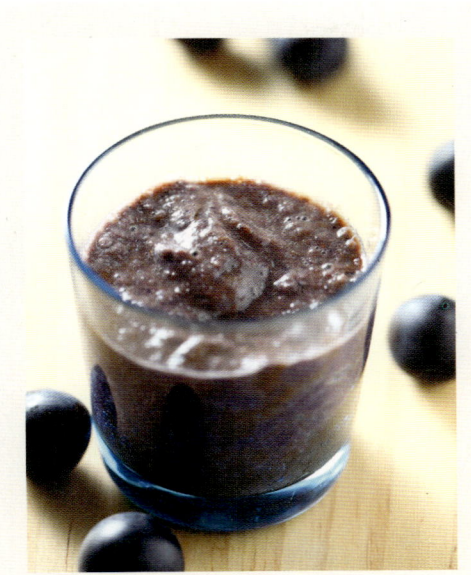

잡티 제거팩

● 재료

포도 10알, 콩가루 2큰술

● 만드는 법

1 포도를 깨끗이 닦아 믹서에 간다.
2 1에 콩가루를 넣고 잘 섞는다.

● 사용 방법

눈가와 입가를 제외하고 얼굴 전체에 골고루 바른다. 15분 정도 지난 뒤 미지근한 물로 세안한다.

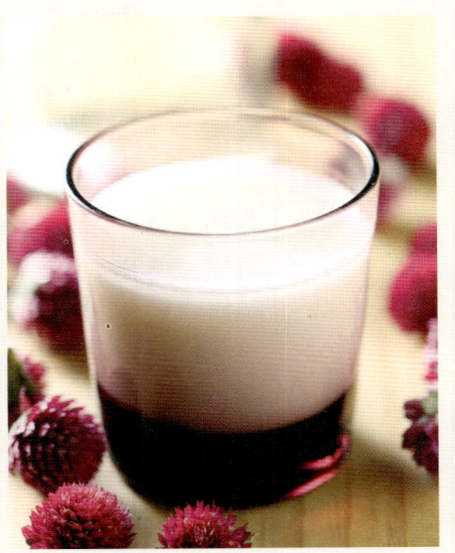

피지 제거팩

● 재료

양배추 ¼조각, 밀가루 1작은술

● 만드는 법

1 양배추는 깨끗이 씻은 후 강판에 간다.
2 1에 밀가루를 넣고 잘 섞는다.

● 사용 방법

눈가와 입가를 제외하고 얼굴 전체에 골고루 바른다. 10분 정도 지난 뒤 미지근한 물로 세안한다.

990원으로 해결하는 피부 고민
천연 해독팩

1판 1쇄 인쇄 2013년 11월 25일
1판 1쇄 발행 2013년 11월 30일

지은이 최윤하
펴낸이 고영수

기획편집 장선희 이선일 양춘미
마케팅 유경민 김재욱 | 제작 김기창
총무 문준기 노재경 송민진 | 관리 주동은 조재언 신현민

펴낸곳 청림Life | 출판등록 제2010-000315호
주소 135-816 서울시 강남구 도산대로 38길 11번지(논현동 63)
    413-756 경기도 파주시 교하읍 문발리 파주출판도시 518-6번지 청림아트스페이스
전화 02)546-4341 | 팩스 02)546-8053
홈페이지 www.chungrim.com | 이메일 Life@chungrim.com
블로그 cr_Life.blog.me | 페이스북 www.facebook.com/chungrimLife
트위터 @chungrimLife

ⓒ최윤하, 2013

이 책은 저작권법에 따라 보호를 받는 저작물이므로 무단 전재와 무단 복제를 금지하며,
이 책 내용의 전부 또는 일부를 이용하려면 반드시 저작권자와 청림Life의 서면 동의를 받아야 합니다.

기획 출판기획전문 엔터스코리아 | **포토** 김용철 | **스타일링** 진은영 | **디자인** Design group ALL

ISBN 978-89-97195-40-4 (13590)

* 책값은 뒤표지에 있습니다. 잘못된 책은 바꾸어 드립니다.
* 청림Life는 청림출판㈜의 논픽션·실용도서 전문 브랜드입니다.